Neue Schädelakupunktur nach Yamamoto (YNSA)

Grundlagen
Praxis
Indikationen

Hans P. Ogal
Bernard C. Kolster

Unter Mitarbeit von
Dr. med. Toshikatsu Yamamoto (Ph.D.) und
Dr. med. Walburg Marić-Oehler.

KVM Verlag

CIP-Titelaufnahme der Deutschen Bibliothek

Ogal, Hans; Kolster, Bernard C.:
Neue Schädelakupunktur nach Yamamoto (YNSA) - Grundlagen, Praxis, Indikationen
KVM-Verlag, 1997
ISBN 3-932119-15-0

Anschrift der Verfasser:

Hans P. Ogal, Arzt
Alicenstraße 18
35390 Gießen

Dr. med. Bernard C. Kolster
Ernst-Lemmer-Straße 56
35041 Marburg

Wichtiger Hinweis: Wie jede Wissenschaft ist die Medizin ständigen Entwicklungen unterworfen. Forschung und klinische Erfahrungen erweitern unsere Erkenntnisse, insbesondere was Behandlung und medikamentöse Therapie anbelangt. Die Autoren dieses Beitrages haben große Sorgfalt darauf verwendet, daß die therapeutischen Angaben, im Hinblick auf Indikationen, Dosierung und unerwünschte Nebenwirkungen, dem derzeitigen Wissensstand entsprechen.
Für Angaben über Dosierungsanweisungen und Applikationsformen kann vom Verlag jedoch keine Gewähr übernommen werden. Jeder Benutzer ist angehalten, durch sorgfältige Prüfung der Beipackzettel der verwendeten Präparate und gegebenenfalls nach Konsultation eines Spezialisten festzustellen, ob die dortgegebene Empfehlung für Dosierung oder die Beachtung von Kontraindikationen gegenüber der Angabe in diesem Buch abweicht. Eine solche Prüfung ist besonders wichtig bei selten verwendeten Präparaten oder solchen, die neu auf den Markt gebracht worden sind. Jede Dosierung oder Applikation erfolgt auf eigene Gefahr der Benutzer. Autoren und Verlag appellieren an jeden Benutzer, ihm etwa auffallende Ungenauigkeiten dem Verlag mitzuteilen. Geschützte Warennamen (Warenzeichen) werden nicht besonders kenntlich gemacht. Aus dem Fehlen eines solchen Hinweises kann also nicht geschlossen werden, daß es sich um einen freien Warennamen handele.

ISBN 3-932119-15-0

Lektorat: Sonja Becker, Marburg

Grafik+Satz : LOGO

Printed in Germany 1997
Druck: Druckerei BADEN, Kassel-Oberzwehren

Geleitwort

Die Neue Schädelakupunktur nach Yamamoto (YNSA) stellt nicht nur meine tägliche Arbeit und mein Hobby, sondern mein ganzes Lebenswerk dar. Diese Akupunkturform läßt immer wieder neue und verblüffende Möglichkeiten als alleinige Therapie oder kombinierbar mit anderen Verfahren erkennen. Besonders in den letzten Jahren wird die YNSA mehr und mehr von Kollegen in Japan, aber auch in Deutschland, Rußland, USA, geschätzt und in die tägliche Praxis integriert. Es freut mich unendlich, auf diese Weise unzähligen Patienten helfen zu können.
Schon vor langer Zeit war Walburg Marić-Oehler eine meiner ersten Schülerinnen. Sie erlebte die ganze Entwicklung der YNSA vom ursprünglichen Konzept der BASIS-Punkte bis zur Vervollständigung mit den YPSILON-Punkten, der Bauchdecken- und der Halsdiagnostik. Auch ihr Bestreben ist es, diese Therapie mit ihren erstaunlich schnellen und begeisternden Erfolgen zu verbreiten.
Als weiterer Schüler verbrachte Hans P. Ogal einige Zeit im Kreis meiner Familie in Japan und konnte in meiner Klinik in Nichinan/Miyazaki seine in Deutschland erworbenen Erfahrungen in der YNSA komplettieren. Die zur praktischen Fortbildung erstellte YNSA-Videoserie erklärt klar und deutlich die Anwendung dieser Methode am Patienten.
Das aus diesem Konzept der praktischen Fortbildung entstandene vorliegende Praxisbuch wird sicher auch alle Erwartungen zufriedenstellen.
Allen Therapeuten, die die YNSA praktizieren wollen, wünsche ich vorerst etwas Geduld und Ausdauer und dann den erwünschten Erfolg.

Dr. med. Toshikatsu Yamamoto (Ph. D.)
Nichinan/Miyazaki, Japan, September 1997

Vorwort des Reihenherausgebers

Auf Grund der positiven Rückmeldung zum ersten Buch aus der Praxisreihe – „Ohrakupunktur - Grundlagen, Praxis, Indikationen“ – erscheint nach kurzer Zeit in dieser Reihe ein weiterer Beitrag, die „Neue Schädelakupunktur nach Yamamoto (YNSA)-Grundlagen, Praxis, Indikationen“.
Ziel dieser Praxisreihe ist die Zusammenstellung von Informationen, welche die Anwender dazu ermuntern und befähigen, sich effizient in verschiedenste Gebiete der Medizin einzuarbeiten. Diese neu konzipierte Möglichkeit der Fort- und Weiterbildung soll den jeweiligen Behandlern individuell und ihren Fortbildungswünschen entsprechend das Medium liefern, mit dem sie am liebsten und am besten arbeiten. Dazu wurde in einem umfangreichen Spektrum der praktische Lehrinhalt der „Neuen Schädelakupunktur nach Yamamoto (YNSA)“ in einem Buch, einer Videoreihe und einer CD-ROM didaktisch aufgearbeitet. Diese drei Medien sind aufeinander abgestimmt und ergänzen sich hervorragend.
Auf diese Weise können komplexe Handlungsabläufe von den Anwendern beliebig oft in Ruhe nachvollzogen werden. Die Kombination von Texten und Filmsequenzen entspricht den heutigen Erwartungen an effiziente Weiterbildung.
Inhaltliche Schwerpunkte sind, neben den Grundlagen, die praktische Durchführung sowie konkrete Indikationsbeispiele, die mit entsprechenden Kasuistiken illustriert werden.
Das vorliegende Buch, das selbstverständlich auch für sich alleine verwendet werden kann, soll weitere Grundlagenbücher und Kurse jedoch nicht ersetzen. Es dient vielmehr der praktischen Fortbildung und Anleitung zur Anwendung der „Neuen Schädelakupunktur nach Yamamoto (YNSA)“ am Patienten.
Wir hoffen, daß dieses Konzept zu einer optimalen Weiterbildung beiträgt und möchten Sie bitten, uns Ihre Erfahrungen, Wünsche und Kritik mitzuteilen.

Bernard C. Kolster
Marburg, September 1997

Vorwort

Ziel dieses Praxisbuches ist es, jedem Therapeuten einen Einstieg in die „Neue Schädelakupunktur nach Yamamoto (YNSA)“ zu ermöglichen. Die Schwerpunkte liegen in der Darstellung und Anwendung der Methode für den westlich und östlich orientierten Therapeuten gleichermaßen. Die Durchführung der „Neuen Schädelakupunktur nach Yamamoto (YNSA)“ wird praxisnah demonstriert, wie sie sich im Alltag der Praxis bewährt. Es zeigt sich die verblüffend schnelle und effektive Behandlungsmöglichkeit, die an dieser neuen Akupunkturform begeistert. Weiterhin werden die wichtigsten Indikationen beschrieben und mit Kasuistiken verdeutlicht. Aufgrund dieses Praxisschwerpunktes will dieses Buch kein Lehrbuch ersetzen. Insbesondere sei in diesem Zusammenhang auf das ausgezeichnete Lehrbuch „Yamamoto Neue Schädelakupunktur“ von Toshikatsu Yamamoto und Walburg Marić-Oehler hingewiesen.
Das vorliegende Buch gliedert sich in drei Hauptabschnitte:

- *Grundlagen:* Entstehung der YNSA, Somatotopbehandlung, topographische Anatomie der Punkte, Erläuterungen zum Meridiansystem, dem Achsenmodell und den Funktionskreisen der Traditionellen Chinesischen Medizin (TCM), Einführung in die Bauchdecken- und Halsdiagnostik.
- *Praxis:* Ausführliche Darstellung der Punktsuche, der Punktbehandlung und des Behandlungsaufbaus.
- *Indikationen:* Erläuterung der wichtigsten Indikationen mit Fallbeispielen und Hinweisen auf Zusatzmaßnahmen, die in ein naturheilkundliches Behandlungskonzept einfließen können.

Besonders komplexes Vorgehen wie Punktsuche und Punktbehandlung (mit der Kontrolle über die Bauchdecken- und Halsdiagnostik) bedürfen ausführlicher Erläuterungen in Text und Bild. Deshalb haben wir eine Kombination aus Buch, Videoreihe und CD-ROM konzipiert. Diese Arbeitsmaterialien ergänzen sich in idealer Weise, können aber auch nach entsprechender Vorliebe des Anwenders alleine zur Anwendung kommen.
Wir danken an dieser Stelle unseren Lehrern Dr. med. T. Yamamoto (Ph. D.), Frau Dr. med. W. Marić-Oehler, Dr. med. J. M. Gleditsch, Prof. Dr. med. Dr. med. dent. H. F. Herget, unseren Freunden und dem Verlag für ihre Unterstützung.
Wir hoffen, mit diesem praktischen Leitfaden einen sinnvollen Beitrag in der „Neuen Schädelakupunktur nach Yamamoto (YNSA)“ zu leisten und wünschen allen Therapeuten einen guten Behandlungserfolg zum Wohle ihrer Patienten.

Hans P. Ogal, Bernard C. Kolster
Gießen/Marburg, November 1997

Hinweise zur Bedienung

Das Praxisbuch „Neue Schädelakupunktur nach Yamamoto (YNSA) – Grundlagen, Praxis, Indikationen" wurde für die unmittelbare Anwendung in Klinik und Praxis konzipiert. Es beschreibt die Durchführung der Schädelakupunktur, wie sie sich im praktischen Alltag bewährt hat.

Grundlagen und praktische Durchführung

Der „Einsteiger" sollte sich zunächst mit den BASIS-Punkten vertraut machen, da mit ihrer alleinigen Anwendung schon viele Beschwerden schnell und effektiv behandelt werden können. Danach sollte die Akupunktur der YPSILON-Punkte in Verbindung mit der Bauchdeckendiagnostik eingeübt werden. Erst wenn dies sicher beherrscht wird, sollte die Halsdiagnostik hinzukommen. Sie ermöglicht ein rasches Auffinden der diagnostischen Zonen und eine ebenso rasche Kontrolle, ob die YPSILON-Punkte exakt genadelt wurden.

Indikationen – Fallbeispiele und Zusatzmaßnahmen

Es werden bewährte Indikationen mit konkreten Fallbeispielen übersichtlich beschrieben: Die zur Behandlung eines spezifischen Krankheitsbildes möglichen Punkte werden am Patienten und grafisch dargestellt, mit Demonstration der entsprechenden Diagnosetechnik. Jeder Indikation sind mögliche Zusatzmaßnahmen aus weiteren Bereichen der Naturheilkunde und der Physikalischen Medizin zugeordnet, die mit der Neuen Schädelakupunktur nach Yamamoto (YNSA) kombiniert werden können.

Patienteninformation

Im Anhang findet sich ein Aufklärungsblatt mit Erläuterungen zur Akupunktur für Patienten. Dieses kann kopiert und im Wartezimmer ausgelegt werden.

Inhalt

Übersicht

Praktische Durchführung

Indikationen

Erkrankungen des Bewegungsapparats

Funktionelle Störungen

Neurologische Störungen

Weitere Anwendungen

Anhang

Einleitung

Die *Neue Schädelakupunktur nach Yamamoto (YNSA)* wurde in den sechziger Jahren von dem japanischen Arzt Toshikatsu Yamamoto entwickelt und im Verlauf weiterer zwanzig Jahre systematisiert und vervollkommnet. Die seit zehn Jahren stattfindende Verbreitung und Anerkennung hat ihren Schwerpunkt in Deutschland. Yamamoto hält seit vielen Jahren im Rahmen der Deutschen Ärztegesellschaft für Akupunktur/DÄGfA Seminare und Vorträge. Durch die intensive Zusammenarbeit, die sich daraus ergeben hat, hat die YNSA bei uns einen hohen Stellenwert erreicht. Viele Ärzte wurden in dieser Methode ausgebildet und wenden sie in ihrer täglichen Arbeit am Patienten erfolgreich an. Die YNSA hat in Deutschland inzwischen eine der Ohrakupunktur entsprechende Verbreitung gefunden.

Dr. Yamamoto wurde in Japan geboren und absolvierte in Japan, den USA und Deutschland eine umfangreiche medizinische Ausbildung in Chirurgie, Gynäkologie und Anästhesie. Nach mehreren Jahren Spezialisierung im Ausland kehrte er nach Japan zurück und eröffnete in Nichinan, südlich von Miyazaki, auf der südlichsten der drei großen japanischen Inseln, eine eigene Praxis, die sich über eine Privatklinik bis heute zu einem großen Kliniks- und Rehabilitationszentrum entwickelt hat.

In den Anfängen seiner Praxis kam er durch Zufall auf einen Punkt am Schädel, der im wahrsten Sinne des Wortes zum Ausgangspunkt seiner Methode wurde. Beim Nachdenken über den durch diesen Punkt ausgelösten positiven Effekt kam er auf die klassische Akupunktur, die neben China, Korea und Vietnam in seinem Land eine lange Tradition hat. Seitdem hat er sich zunehmend damit beschäftigt und in seiner inzwischen jahrzehntelangen ärztlichen Praxis stets versucht, westliche Medizin und Akupunktur miteinander zu verbinden. Mit seinen ersten Erfahrungen zeitgleich kam die chinesische Schädelakupunktur nach Japan, eine Methode, die bei der Suche nach neuen effektiven Zugangsmöglichkeiten zum Organismus in China entwickelt worden war. Die chinesische Schädelakupunktur versucht, über Nadelungen von Arealen des äußeren Schädels, die über gestörten Hirnarealen liegen, die entsprechenden Störungen positiv zu beeinflussen. Yamamoto experimentierte mit dieser Methode, entfernte sich jedoch bald wieder davon und begab sich auf die Suche nach neuen Punkten, die sich bei vielen Patienten und Indikationen als erfolgreicher herausstellten.

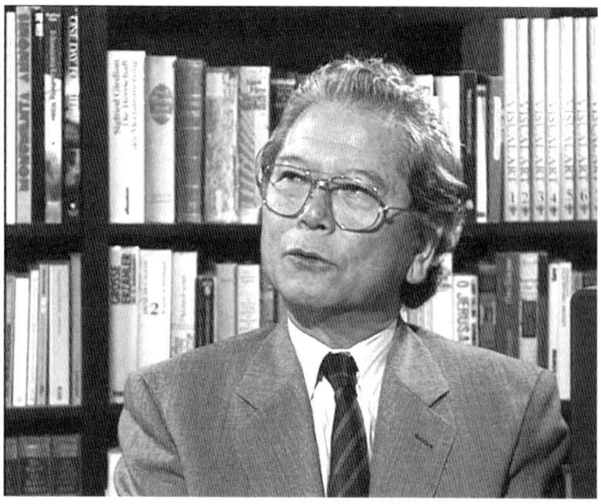

Es war bald offensichtlich, daß er auf ein neues Somatotop gestoßen war. Somatotope oder Mikrosysteme sind Repräsentationen des gesamten Organismus auf eines seiner Teile. Dies folgt dem alten östlichen philosophischen Prinzip, bestätigt durch moderne wissenschaftliche Erkenntnisse, daß sich das Ganze in allen seinen Teilen wiederspiegelt. Über dieses Somatotop lassen sich besonders akute und chronische Störungen am Bewegungsapparat, d.h. vor allem orthopädische Erkrankungen, effektiv behandeln. Eine besondere Indikation der Neue Schädelakupunktur nach Yamamoto sind Lähmungen unterschiedlicher Genese. Darüber hinaus lassen sich funktionelle Störungen aller Organsysteme, allergische Erkrankungen, chronische Entzündungen und Schmerzen mit oder ohne Organbefund positiv beeinflussen. Das von Yamamoto entdeckte Somatotop befindet sich frontal und okzipital an beiden Schädelseiten. Es ist eine Besonderheit des Yamamoto-Somatotops, daß es zwei Hauptansätze miteinander verbindet: Den anatomisch-strukturellen der westlichen mit dem funktionell-energetischen der östlichen Medizin. Innerhalb eines jeden der vier Somatotopteile liegen jeweils übereinander projiziert die anatomische Repräsentation des Organismus – die YNSA-BASIS-Punkte – und die des Akupunktur-Meridiansystems – die YNSA-YPSILON-Punkte. Der Zugang über die YPSILON-Punkte für die Meridiane ist im allgemeinen der effektivere. Über sie lassen sich alle oben erwähnten Indikationen behandeln. Störungen des Bewegungsapparats sind zusätzlich über die BASIS-Punkte therapierbar.

Während die BASIS-Punkte entsprechend der Lokalisation der Störung am Körper ausgewählt und behandelt werden, akupunktiert man die YPSILON-Punkte nach dem Ergebnis der Bauchdecken- und/oder Halsdiagnostik. Die Bauchdeckendiagnostik ist eine von Yamamoto modifizierte Hara-Diagnostik. Die Hara-Diagnostik ist ein wichtiger Teil der traditionellen japanischen Medizin. Sie wurde den Erfordernissen der Neuen Schädelakupunktur entsprechend angepaßt. Die von Yamamoto entwickelte Halsdiagnostik dient als alternative oder weitere diagnostische Möglichkeit. In beiden diagnostischen Arealen finden sich Testzonen für die zwölf Hauptmeridiane der Akupunktur, die bei entsprechender Veränderung eine Störung im zugehörigen Meridian signalisieren, wonach die Auswahl der zu behandelnden YPSILON-Punkte erfolgt. Behandelt wird im allgemeinen ipsilateral, im Zweifelsfall beidseits. Behandlungsabstand und Häufigkeit der Sitzungen richten sich nach Art und Schwere des Krankheitsbilds.

Die Neue Schädelakupunktur nach Yamamoto ist eine schnell erlernbare, leicht durchführbare, äußerst effektive und nebenwirkungsfreie Akupunkturform. Es bestehen keine absoluten Kontraindikationen, und sie läßt sich mit allen biologischen und konventionellen Behandlungsmethoden kombinieren.

Durch ihren Ansatz verbindet sie die beiden Diametralen naturwissenschaftliche und traditionelle Medizin auf eine besondere Weise und leistet damit einen guten Beitrag zur Integration beider Medizinsysteme.

Als seine erste Schülerin in Deutschland habe ich von Toshikatsu Yamamoto über einen vieljährigen Zeitraum viel lernen dürfen. Das hat meine Arbeit wesentlich beeinflußt.

Das vorliegende Buch leistet einen wichtigen Beitrag beim Erlernen und in der praktischen Handhabung der Methode. Neben einer kurzen, sich auf das Wesentliche beschränkenden, didaktisch gut gelungenen Darstellung, liegt der Schwerpunkt, wie in der zugehörigen Videoreihe „Neue Schädelakupunktur nach Yamamoto“ auf der schrittweisen Erarbeitung von Fallbeispielen der unterschiedlichsten Indikationen, die von Hans P. Ogal, eindrucksvoll und gut nachvollziehbar gezeigt werden. Durch die Konzeption von Bernard Kolster entstand ein übersichtliches und auf die Bedürfnisse der Praxis zugeschnittes Arbeitsbuch. Dieses eignet sich auch hervorragend als Begleitmedium für die bestehende Videoreihe „Neue Schädelakupunktur nach Yamamoto“.

Dr. med. Walburg Marić-Oehler,
1. Vorsitzende der Deutschen Ärztegesellschaft für Akupunktur/DÄGfA
Bad Homburg vdH, September 1997

Somatotopbehandlung

Was sind Somatotope?
Der Begriff „Somatotop“ (gr. Soma = Körper; Topos = Ort) leitet sich aus der Neuroanatomie ab. Als Somatotop bezeichnet man die Abbildung des Körpers auf einen Teil von sich selbst.
Ein motorisches Somatotop stellt z.B. das Areal der motorischen Hirnrinde, der Gyrus praecentralis dar. Die Muskelgruppen der kontralateralen Körperhälften repräsentieren sich jeweils in diesem Bereich gegliedert als Homunculus.
Eine ähnliche Gliederung ergibt sich für die Körperwahrnehmung. Die sensorische Abbildung des Körpers findet auf dem Gyrus postcentralis statt. Die Größe der einzelnen Bezirke ergibt sich aus der unterschiedlichen Anzahl der Rezeptoren: Lippen und Fingerspitzen z.B. nehmen ein wesentlich größeres Areal auf der Hirnrinde ein als Ellenbogen oder Bein. So entsteht eine verzerrte Abbildung des Körpers.
Der Schädel dient als Beispiel für ein weiteres Somatotop. Während bei den oben beschriebenen motorischen und sensorischen Arealen der Hirnrinde ein neuroanatomisches Korrelat zugrunde liegt, handelt es sich bei der Topographie der Schädelakupunkturpunkte vereinfacht um eine reflektorische Abbildung des Körpers. Reflexzonen des Schädels entsprechen demnach bestimmten Reflexzonen des Körpers. Störungen in bestimmten Bereichen des Körpers können sich als empfindliche Areale oder Punkte auf dem Schädel darstellen. Über solche Punkte auf dem Schädel kann umgekehrt reflektorisch regulierend auf die korrespondierenden Körperareale eingewirkt werden.
Ein Erklärungsmodell bieten die relaisartige Verschaltung der spinothalamischen und trigeminothalamischen Bahnen vom 2. auf das 3. Neuron und die vom Gyrus postcentralis bzw. vom Thalamus ausgehende deszendierende Schmerzhemmung.
Beispiele für weitere Somatotope auf der Körperoberfläche finden sich auf der Fußsohle (Fußreflexzonen), an der Ohrmuschel, im Mund, an der Nase und auf dem Bauch.

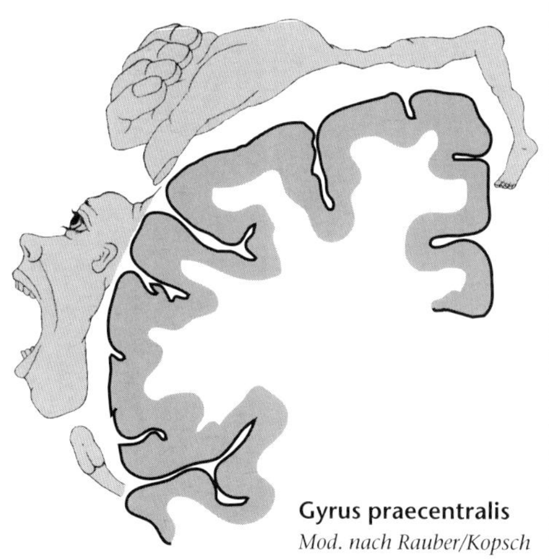

Gyrus praecentralis
Mod. nach Rauber/Kopsch

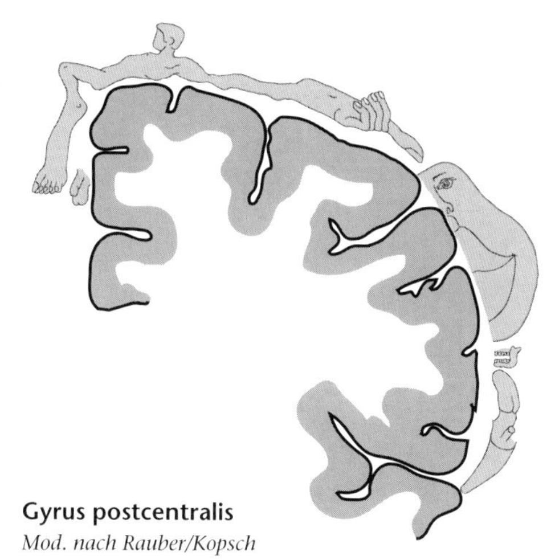

Gyrus postcentralis
Mod. nach Rauber/Kopsch

Topographische Anatomie

Die Punkte und Areale der Schädelakupunktur liegen im Bereich von Stirn, Schläfe, Mastoid und Hinterkopf. In allen diesen Bereichen inserieren Muskeln an der Schädelkalotte: M. occipitofrontalis (Stirn und Hinterkopf; N. facialis), M. temporoparietalis (Ohrmuschelansatz; N. facialis), M. temporalis (Schläfe; N. trigeminus), M. trapezius (Hinterkopf; N. accessorius und Plexus cervicalis) und die kurze Nackenmuskulatur (Hinterkopf; Plexus cervicalis).

Sensibel werden die Areale der Schädelakupunktur versorgt vom N. trigeminus (Äste V_1 N. ophthalmicus, V_2 N. maxillaris und V_3 N. mandibularis), den Nn. occipitales major et minor sowie weiteren Ästen des Plexus cervicalis.

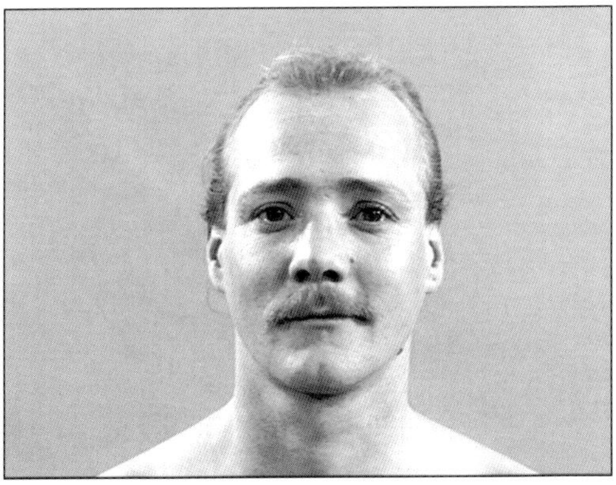

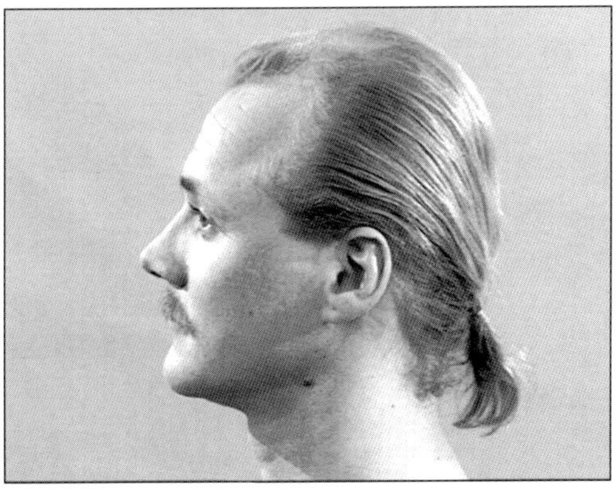

BASIS-Punkte

Die Akupunktur der BASIS-Punkte der Neuen Schädelakupunktur nach Yamamoto (YNSA) beruht auf der Erkenntnis, daß sich am Schädel Areale lokalisieren lassen, die einem anatomischen Somatotop des Bewegungsapparats und der Sinnesorgane entsprechen, also einem strukturell-anatomischen Somatotop im westlichen Sinne bzw. der „äußeren Erkrankungen" der Traditionellen Chinesischen Medizin. Die YNSA-YPSILON-Punkte hingegen repräsentieren als funktionelles Somatotop die „inneren Organe" im Sinne der TCM. Neu hinzugetreten sind die Repräsentationszonen für das ZNS (Brain points).
Bei Erkrankungen/Störungen des Bewegungsapparats, der Sinnesorgane und des ZNS werden die entsprechenden BASIS-Areale bzw. -Punkte empfindlich und können ganz gezielt genadelt werden.

Bevorzugt *akute Beschwerden* können über die frontalen BASIS-Punkte mit schneller Linderung behandelt werden. Direkt bei oder nach der Behandlung bemerkt der Patient eine deutliche Besserung des Beschwerdebilds. Je öfter behandelt wird, desto länger hält die Linderung der Beschwerden an.
Bei *sehr lange bestehenden* Störungen können auch die okzipitalen BASIS-Punkte genadelt werden; der Soforteffekt ist aber nicht so ausgeprägt wie bei den frontalen Punkten. Der Behandlungseffekt setzt später ein (nach mehreren Nadelungen), hält aber länger an.
Wegen der einfachen Lokalisierbarkeit der BASIS-Punkte bei entsprechenden Störungen ist dieses Behandlungprinzip besonders für den Einsteiger in die Schädelakupunktur geeignet.

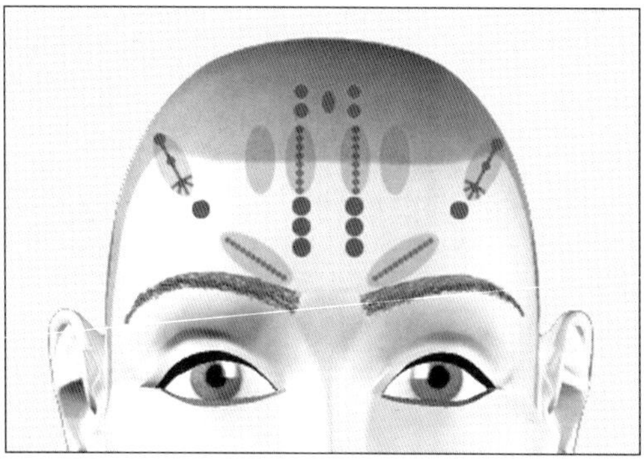

Übersicht frontale BASIS-Punkte
Die BASIS-Punkte finden sich symmetrisch auf beiden Schädelhälften entsprechend der beiden Körperseiten.

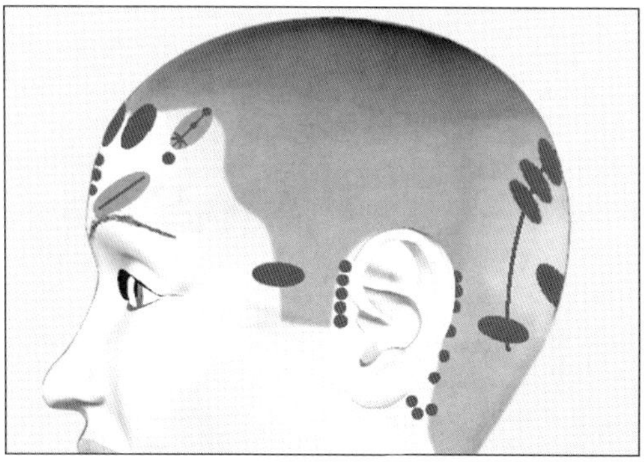

Übersicht frontale und okzipitale BASIS-Punkte
Dem wichtigeren frontalen Somatotop an Stirn und Schläfe steht jeweils ein okzipitales Somatotop im Bereich des Hinterkopfs gegenüber. Wenn die Akupunktur der frontalen BASIS-Punkte unbefriedigend ist, kann die Nadelung der entsprechenden okzipitalen Punkte den Behandlungserfolg verstärken.

Frontale BASIS-Punkte
Bewegungsapparat

A-Punkt/-Zone
Die frontale A-Zone repräsentiert Kopf und HWS und befindet sich jeweils ca. 0,5 cm lateral der Medianlinie in der idealen Stirnhaargrenze. Sie ist ca. 2 cm lang, ca. 2 – 4 mm breit und von kranial nach kaudal in die 8 Zervikalsegmente unterteilt.

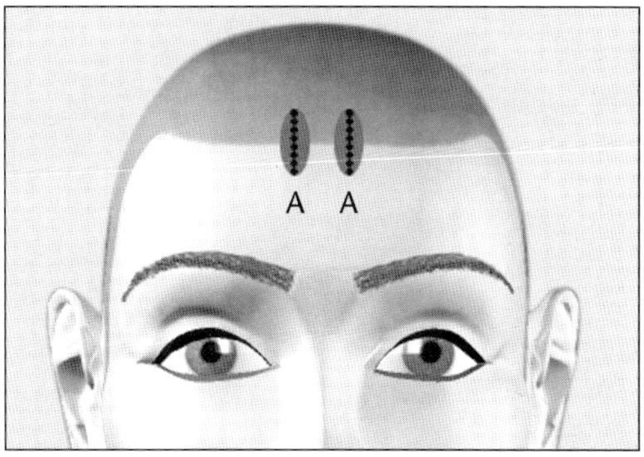

B-Punkt/-Zone
Die frontale B-Zone repräsentiert HWS und Schulter und befindet sich jeweils ca. 0,5 cm lateral der A-Zone in der idealen Stirnhaargrenze. Sie ist ca. 2 cm lang und ca. 2 – 4 mm breit.

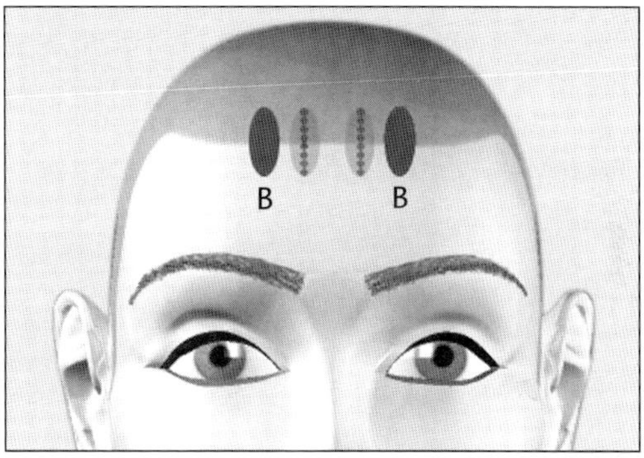

C-Punkt/-Zone
Die frontale C-Zone repräsentiert Schulter und obere Extremität und befindet sich in der „Geheimratsecke“ in der idealen Stirnhaargrenze. Sie ist ca. 2 cm lang, ca. 2 – 4 mm breit und von kranial nach kaudal in die Gelenke der oberen Extremität unterteilt (kranial Schultergelenk, kaudal Fingergelenke).

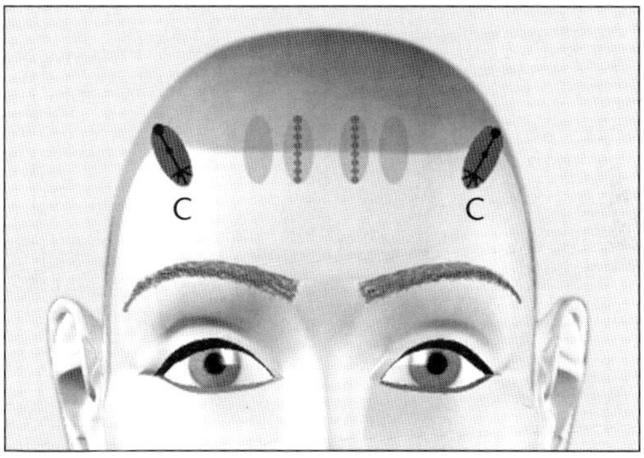

D-Punkt/-Zone
Die frontale D-Zone repräsentiert LWS, Becken und untere Extremität und befindet sich 1 – 1,5 cm kranial des Jochbeins horizontal in der Schläfenhaargrenze. Sie ist ca. 0,5 – 1 cm hoch und ca. 2 cm breit.

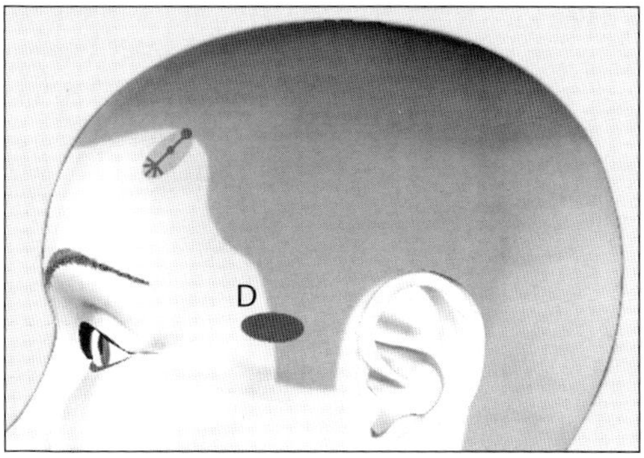

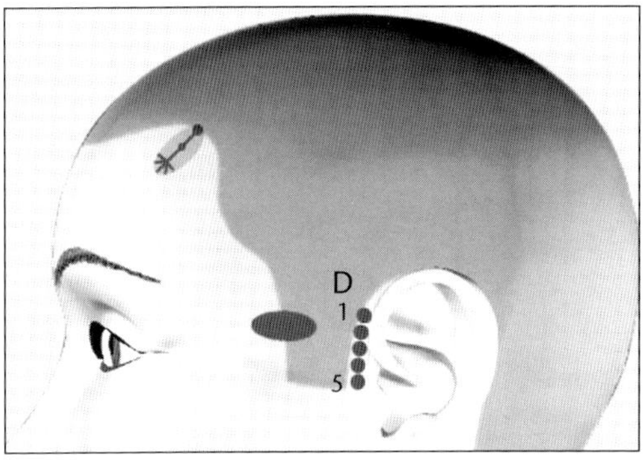

D-Punkte D_1 – D_5

Die zusätzlichen frontalen D-Punkte D_1 – D_5 repräsentieren die LWS und befinden sich in einer vertikalen Reihe vor dem Ohrmuschelansatz. Die Punkte messen jeweils ca. 3 – 4 mm im Durchmesser und sind von kranial nach kaudal entsprechend der 5 Lumbalsegmente angeordnet.

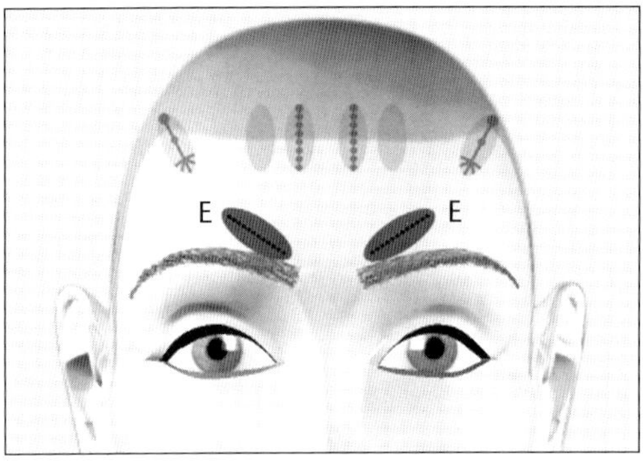

E-Punkt/-Zone

Die frontale E-Zone repräsentiert Thorax, BWS und Abdomen (entsprechend der Thorakalnerven) und verläuft schräg von ca. 2 cm kranial der Fissura supraorbitalis bis zum medialen Augenbrauenrand. Sie ist ca. 2 cm lang, ca. 2 – 4 mm breit und von kranial nach kaudal in die 12 Thorakalsegmente unterteilt.

Frontale BASIS-Punkte
Sinnesorgane

Augen-Punkt/-Zone
Der frontale Augen-Punkt befindet sich jeweils ca. 0,5 cm lateral der Medianlinie kaudal der A-Zone und mißt ca. 3 mm im Durchmesser.
Indikationen: Augenerkrankungen.

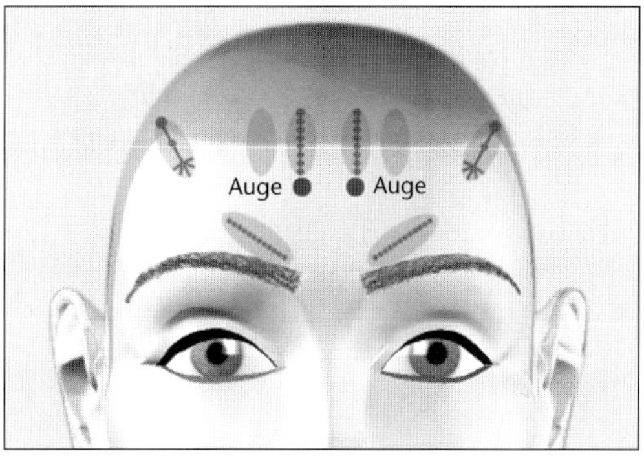

Nasen-Punkt/-Zone
Der frontale Nasen-Punkt befindet sich jeweils ca. 0,5 cm lateral der Medianlinie kaudal des Augen-Punkts und mißt ca. 3 mm im Durchmesser.
Indikationen: Erkrankungen der Nase und der Nasennebenhöhlen, Geruchsstörungen.

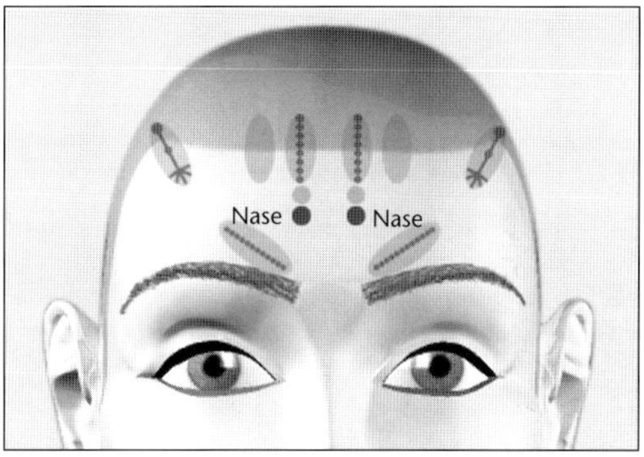

Mund-Punkt/-Zone
Der frontale Mund-Punkt befindet sich jeweils ca. 0,5 cm lateral der Medianlinie kaudal des Nasen-Punkts und mißt ca. 3 mm im Durchmesser.
Indikationen: Erkrankungen der Lippen, der Mundhöhle und des Zahnfleisches, Z.n. Zahnextraktionen.

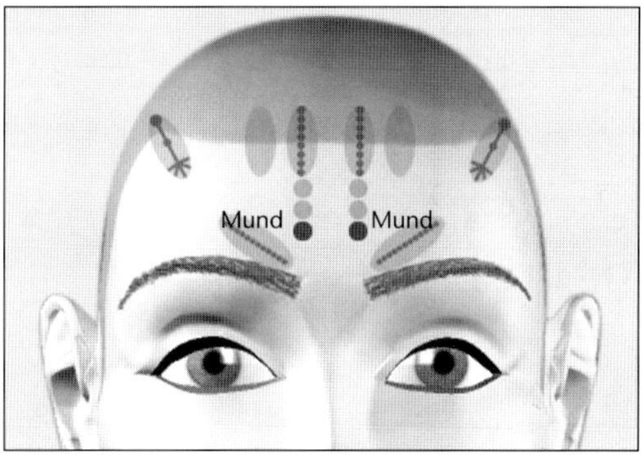

Ohr-Punkt/-Zone
Der frontale Ohr-Punkt befindet sich mediokaudal der C-Zone auf einer gedachten Linie von der „Geheimratsecke" zur Nasenwurzel und mißt ca. 3 mm im Durchmesser.
Indikationen: Erkrankungen des Ohres inkl. Hör- und Gleichgewichtsstörungen.

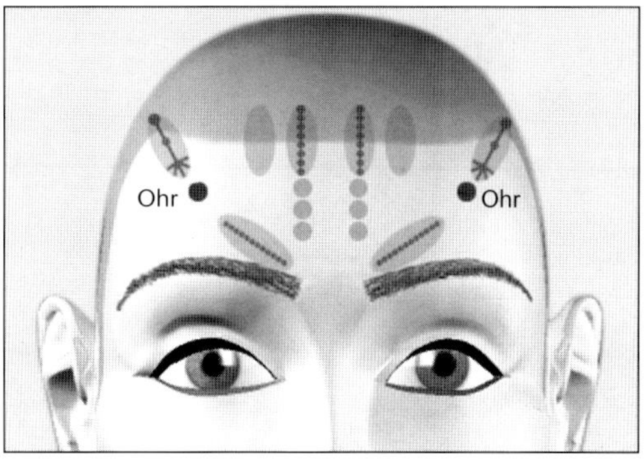

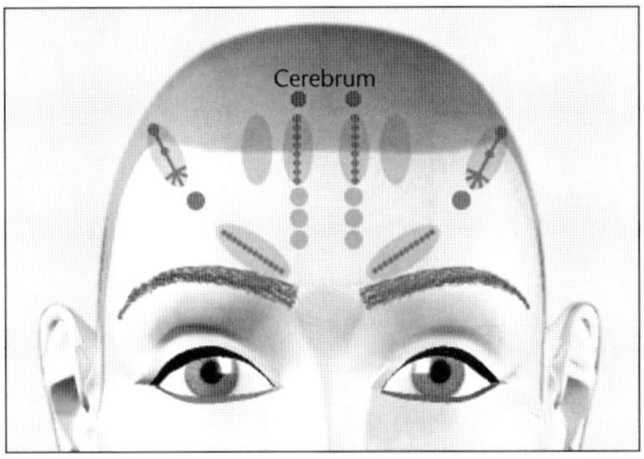

Frontale BASIS-Punkte
ZNS (Brain points)

Cerebrum-Punkt
Der frontale Cerebrum-Punkt repräsentiert das Großhirn, befindet sich jeweils ca. 0,5 cm lateral der Medianlinie unmittelbar kranial des frontalen A-Punkts und mißt ca. 3 – 4 mm im Durchmesser.

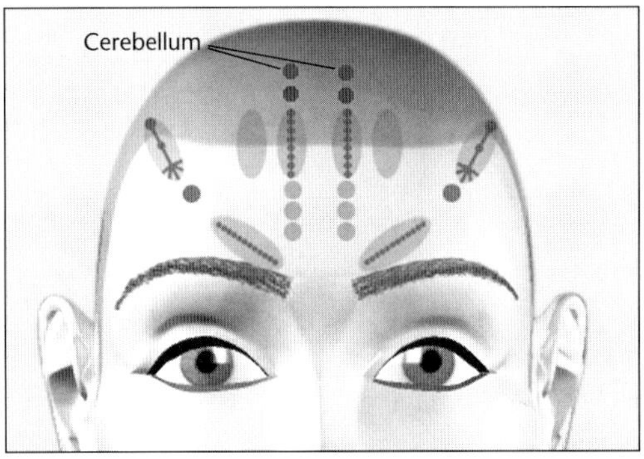

Cerebellum-Punkt
Der frontale Cerebellum-Punkt repräsentiert das Kleinhirn, befindet sich jeweils ca. 0,5 cm lateral der Medianlinie unmittelbar kranial des frontalen Cerebrum-Punkts und mißt ca. 3 – 4 mm im Durchmesser.

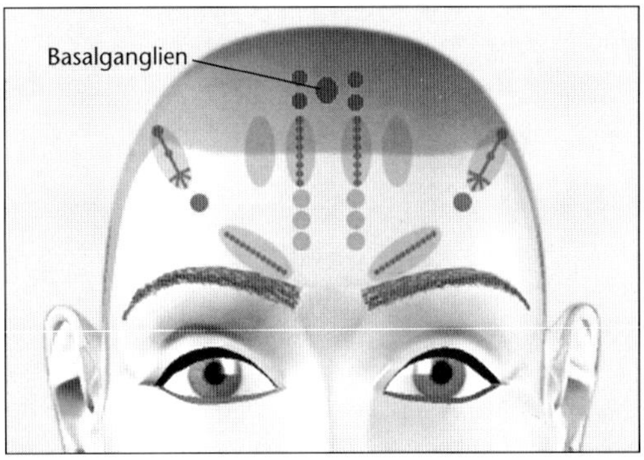

Basalganglien-Punkt/-Zone
Die frontale Basalganglien-Punkt/-Zone repräsentiert im weiteren Sinne die Stammhirnregion, befindet sich auf der Medianlinie in Höhe der frontalen Cerebrum- und Cerebellum-Punkte und ist ca. 1 cm lang und 0,5 cm breit.

Okzipitale BASIS-Punkte

A – D-Punkte/-Zonen

Die okzipitalen Zonen A – D befinden sich auf der Lambdanaht von mediokranial bis laterokaudal angeordnet.

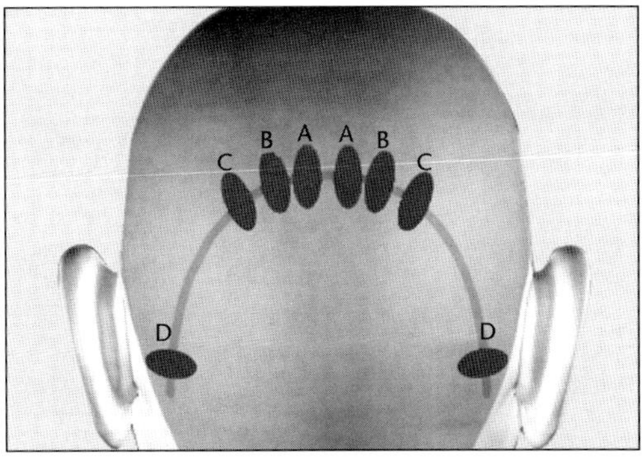

D-Punkte D_1–D_5

Die zusätzlichen okzipitalen D-Punkte D_1 – D_5 befinden sich in einer leicht gebogenen vertikalen Reihe hinter dem Ohr, teilweise von der Helixkrempe verdeckt.

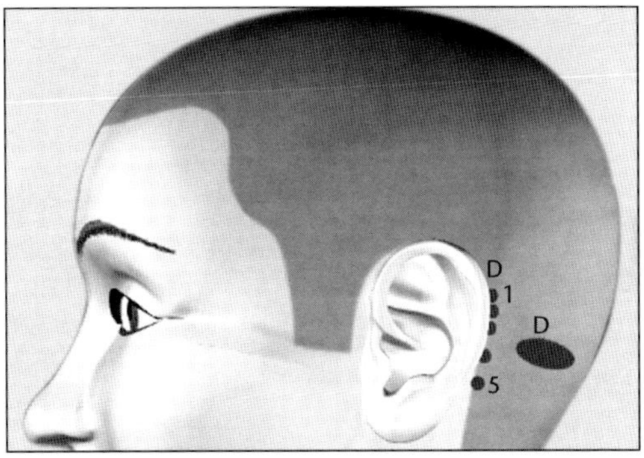

E-Punkt/-Zone

Die okzipitale E-Zone befindet sich in der Mitte zwischen Lambdanaht und kaudalem Rand des Os occipitale beidseits der Medianlinie. Sie verläuft schräg von laterokranial nach mediokaudal.

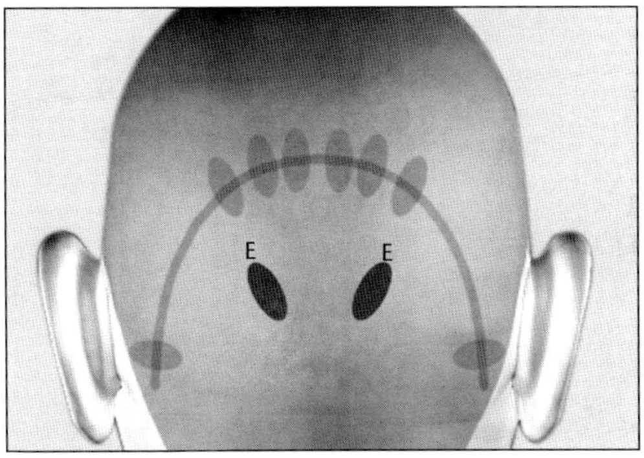

F-Punkt/-Zone

Die okzipitale F-Zone hat keine frontale Entsprechung. Sie repräsentiert den N. ischiadicus und befindet sich auf der prominentesten (höchsten) Stelle des Processus mastoideus (1,5 – 2 cm kranial des Unterrands). Sie ist ca. 0,5 – 1 cm lang und ca. 3 – 5 mm breit.

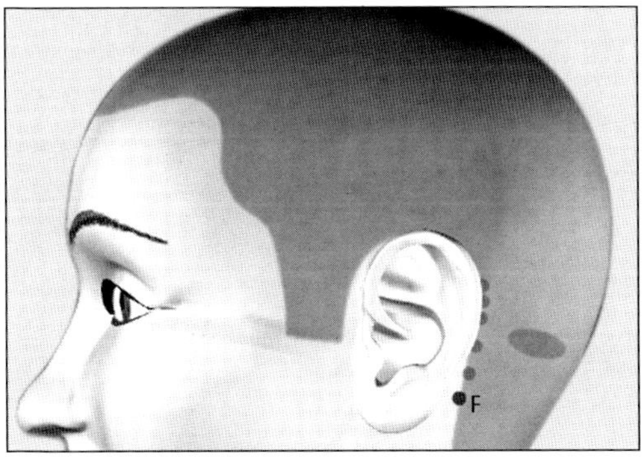

Okzipitale BASIS-Punkte

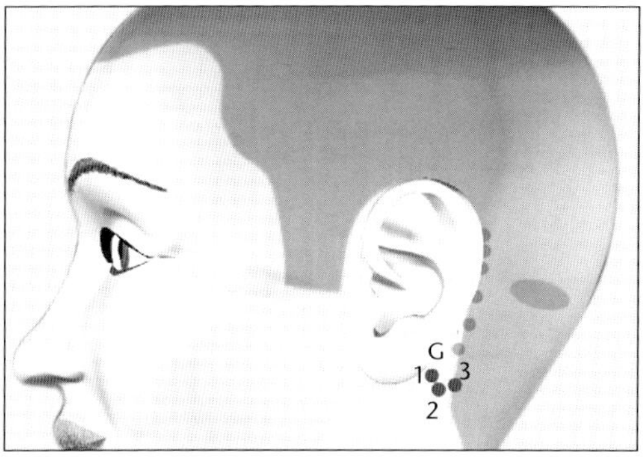

G-Punkte/-Zonen

Die okzipitalen G-Punkte G_1 – G_3 haben keine frontalen Entsprechungen. Sie repräsentieren das mediale (G_1), dorsale (G_2) und laterale (G_3) Kniegelenk und befinden sich ventral (G_1), kaudal (G_2) und dorsal (G_3) des kaudalen Mastoidrands. Sie messen ca. 3 mm im Durchmesser.

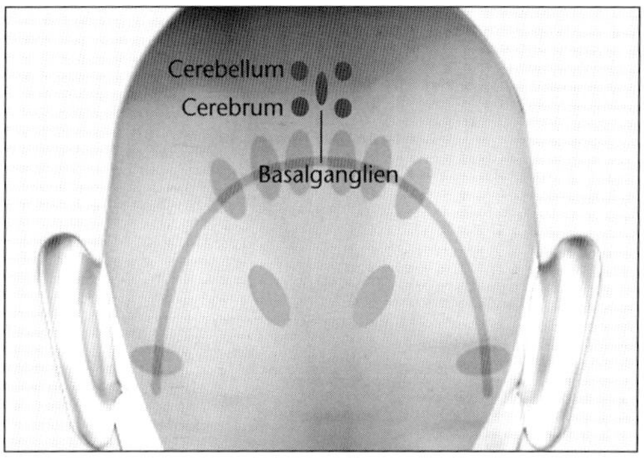

ZNS-Punkte/-Zonen (Brain points)

Die okzipitalen Punkte für Cerebrum und Cerebellum befinden sich beidseits der Medianlinie kranial der okzipitalen A-Zonen, die okzipitale Basalganglien-Zone in gleicher Höhe auf der Medianlinie.

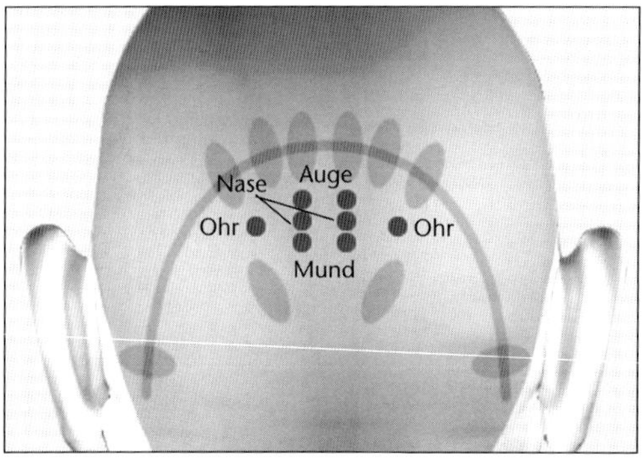

Sinnesorgan-Punkte/Zonen

Die okzipitalen Punkte für die Sinnesorgane befinden sich beidseits der Medianlinie. Kaudal der okzipitalen Zone A liegen von kranial nach kaudal die Punkte Auge, Nase und Mund, mediokaudal der C-Zone der Punkt Ohr.

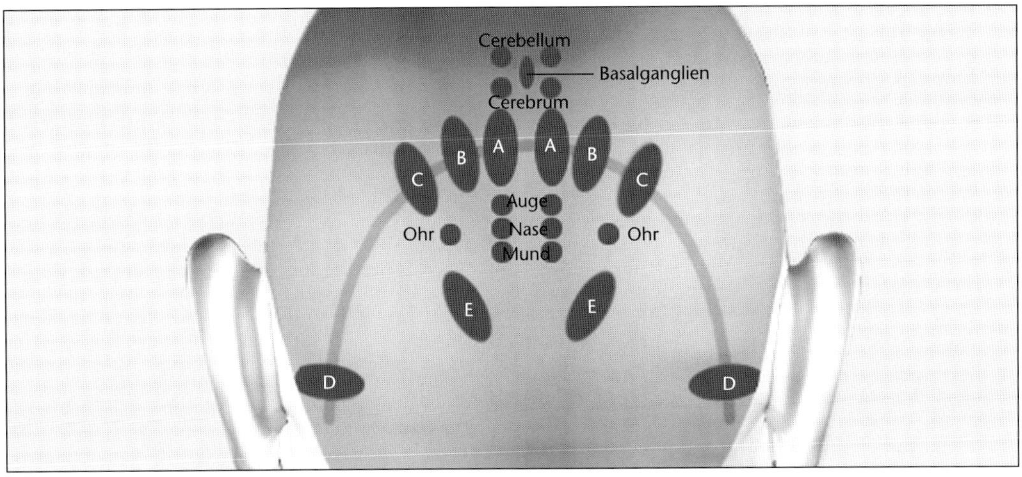
Cerebellum
Basalganglien
Cerebrum
A
A
B
B
C
C
Auge
Nase
Mund
Ohr
Ohr
E
E
D
D

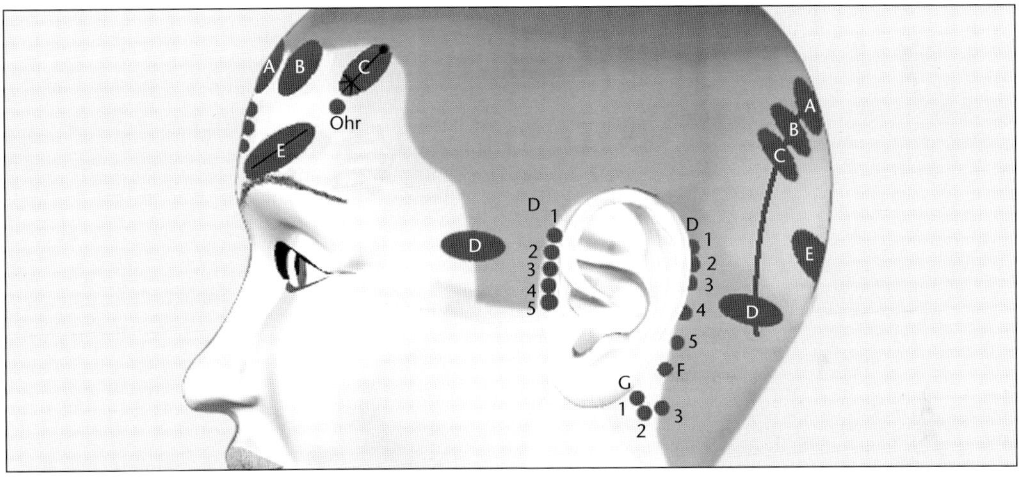
A
B
C
Ohr
E
D
1
2
3
4
5
D
1
2
3
4
5
F
G
1
2
3
A
B
C
E
D

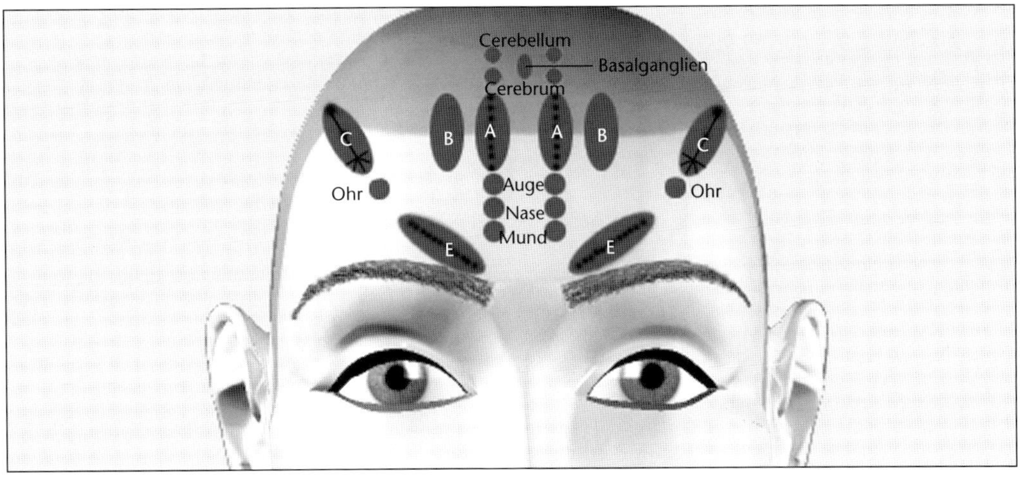
Cerebellum
Basalganglien
Cerebrum
C
B
A
A
B
C
Ohr
Auge
Nase
Mund
Ohr
E
E

YPSILON -Punkte

Das System der YPSILON-Punkte der Neuen Schädelakupunktur nach Yamamoto (YNSA) beruht auf der Erkenntnis, daß sich am Schädel Areale lokalisieren lassen, die dem funktionellen Somatotop der „inneren Organe" im Sinne der TCM entsprechen. So lassen sich u.a. die zwölf Hauptmeridiane den zwölf YPSILON-Punkten am seitlichen Schädel zuordnen.
Bei Erkrankungen/Störungen der „inneren Organe" und ihren Entsprechungen werden die korrespondierenden YPSILON-Punkte empfindlich und können ganz gezielt genadelt werden. Anhand der Halsdiagnostik (siehe S. 41 und S. 52 ff) und/oder Bauchdeckendiagnostik (siehe S. 34 ff und S. 51) erfolgt die Auswahl des/der indizierten YPSILON-Punkte(s). Ob der Punkt exakt getroffen wurde, läßt sich durch Palpation der vorher empfindlichen Testzone(n) der Halsdiagnostik und/oder Bauchdeckendiagnostik sofort überprüfen. Eine erste Besserung des Beschwerdebilds stellt sich oft schon unmittelbar nach der Punktion ein.

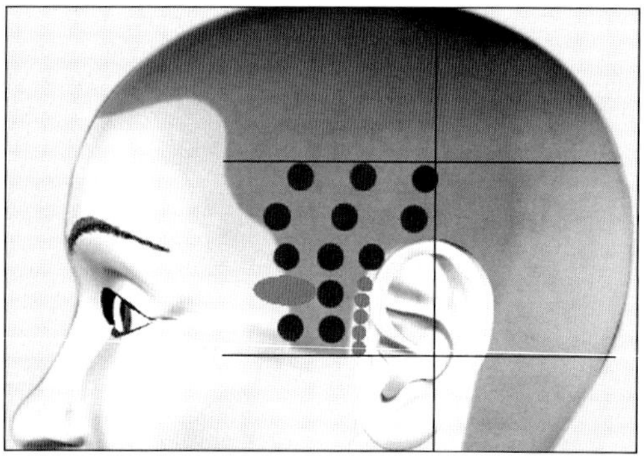

Übersicht frontale YPSILON-Punkte

Die frontalen YPSILON-Punkte finden sich symmetrisch an beiden Schläfen in einem Areal, das ventral von der idealen Schläfenhaargrenze, kranial von einer gedachten Horizontalen 2 cm kranial der Ohrspitze, dorsal vom vorderen Ohrmuschelansatz und einer Senkrechten durch den höchsten Punkt der Ohrmuschel und kaudal vom Jochbein begrenzt wird. Die einzelnen Punkte lassen sich am besten in ihrer Lagebeziehung zueinander lokalisieren.

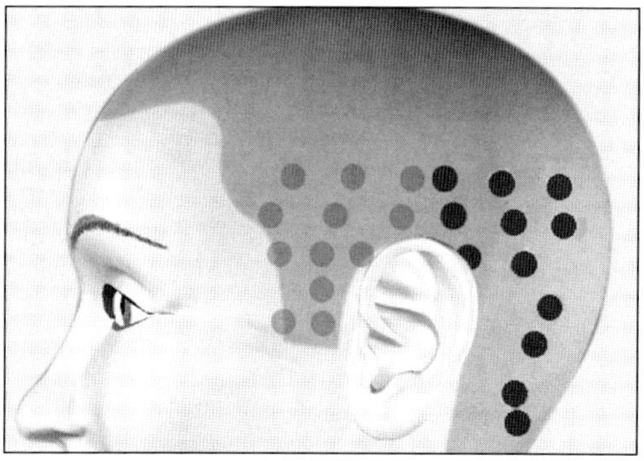

Übersicht frontale und okzipitale YPSILON-Punkte

Dem wichtigeren frontalen Somatotop an der Schläfe steht jeweils ein okzipitales Somatotop im Bereich des Hinterkopfs gegenüber. Wenn die Akupunktur der frontalen YPSILON-Punkte unbefriedigend ist, kann die Nadelung der entsprechenden okzipitalen Punkte den Behandlungserfolg verstärken.

Frontale YPSILON-Punkte

Dickdarm

Der frontale YPSILON-Punkt Dickdarm (Di) liegt in der unteren vorderen Ecke des gedachten, leicht um das Ohr gekrümmten Rasters von drei vertikalen und vier horizontalen Linien kaudal des frontalen BASIS-Punktes D über dem Jochbogen in der idealen Schläfenhaargrenze.

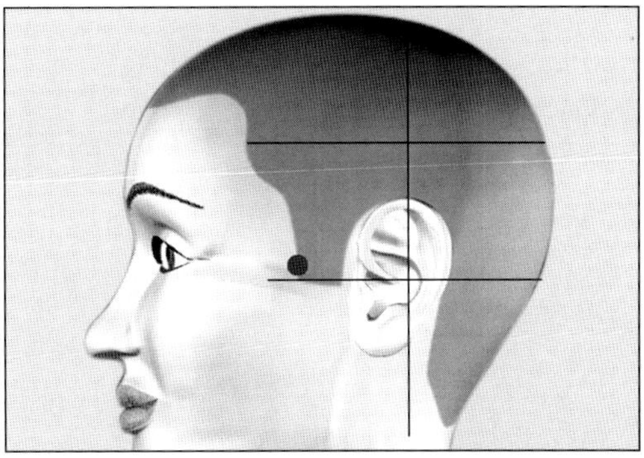

3-Erwärmer

Der frontale YPSILON-Punkt 3-Erwärmer (3E) liegt unmittelbar kranial des frontalen BASIS-Punktes D in der idealen Schläfenhaargrenze.

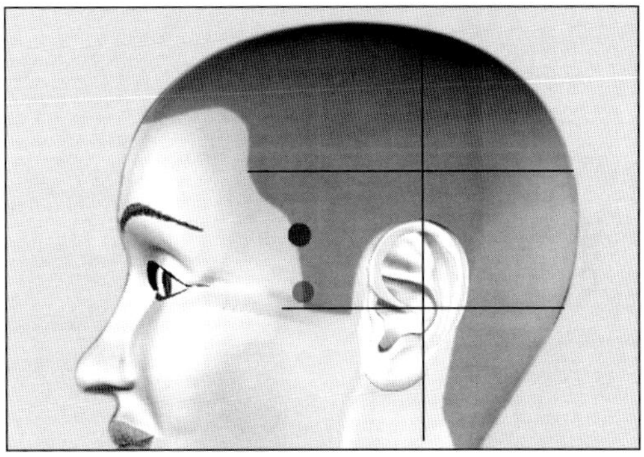

Dünndarm

Der frontale YPSILON-Punkt Dünndarm (Dü) liegt ca. 1 cm kranial des Punktes 3-Erwärmer auf der gedachten dritten horizontalen Linie in der idealen Schläfenhaargrenze.

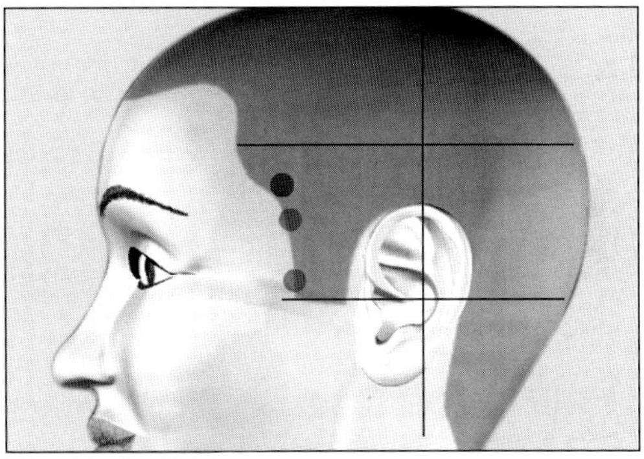

Lunge

Der frontale YPSILON-Punkt Lunge (Lu) liegt ca. 1 cm kranial des Punktes Dünndarm auf der gedachten oberen horizontalen Linie, etwa 0,5 cm nach dorsal versetzt.

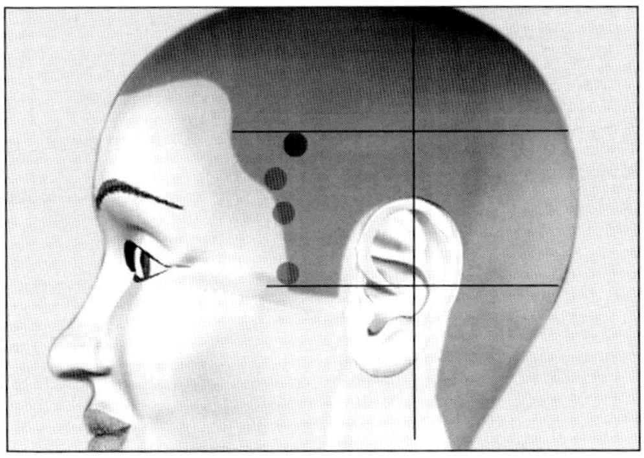

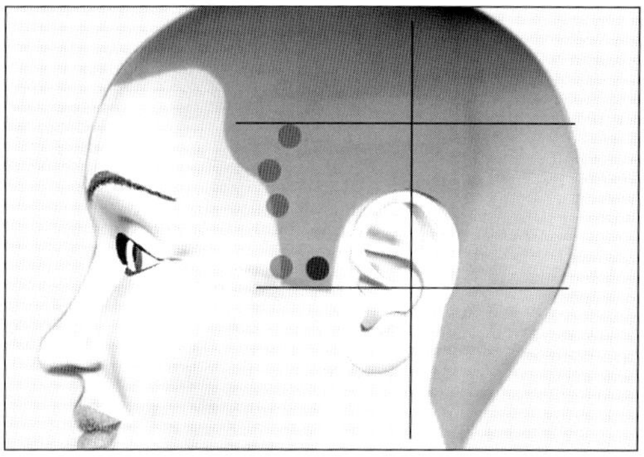

Blase
Der frontale YPSILON-Punkt Blase (Bl) liegt als kaudalster Punkt genau über dem Jochbogen zwischen vorderem Ohrmuschelansatz und idealer Schläfenhaargrenze bzw. dem Punkt Dickdarm.

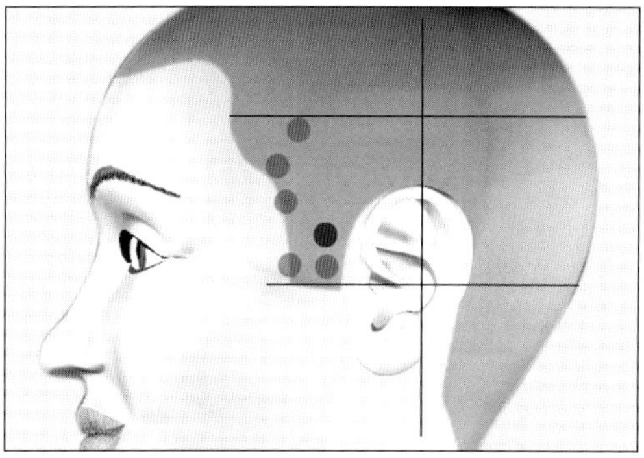

Niere
Der frontale YPSILON-Punkt Niere (Ni) durchbricht das gedachte Raster und liegt zwischen der gedachten ersten und zweiten Horizontalen ca. 0,5 cm kranial des Punktes Blase.

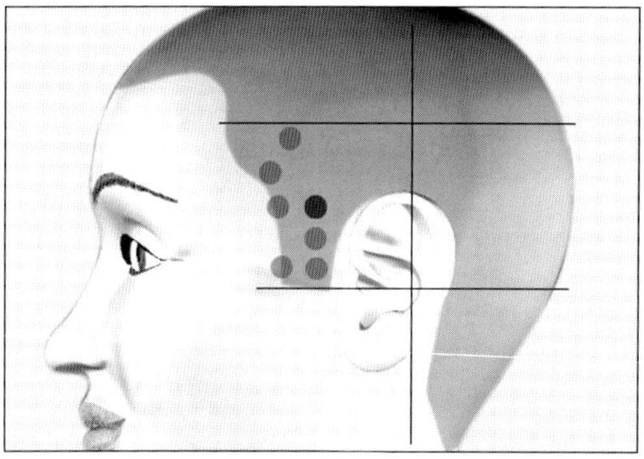

Milz/Pankreas
Der frontale YPSILON-Punkt Milz/Pankreas (Mi) liegt auf der gedachten zweiten horizontalen Linie 0,5 cm kranial des Punktes Niere und dorsal des Punktes 3-Erwärmer.

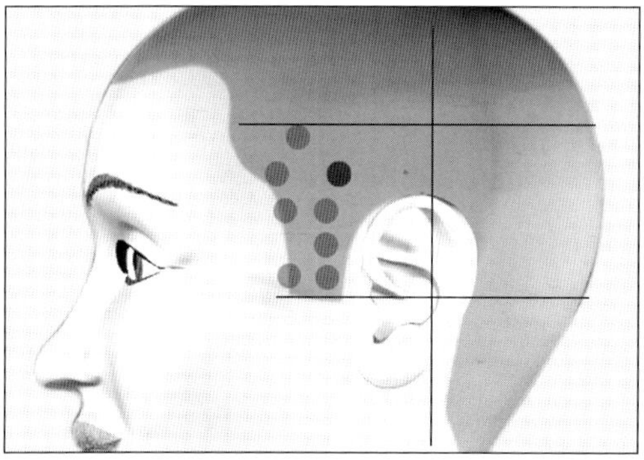

Magen
Der frontale YPSILON-Punkt Magen (Ma) liegt dorsal des Punktes Dünndarm kraniodorsal des Punktes Milz.

Perikard/Kreislauf
Der frontale YPSILON-Punkt Perikard/Kreislauf (Pe) liegt auf Höhe des Punktes Lunge auf der gedachten oberen horizontalen Linie kraniodorsal des Punktes Magen.

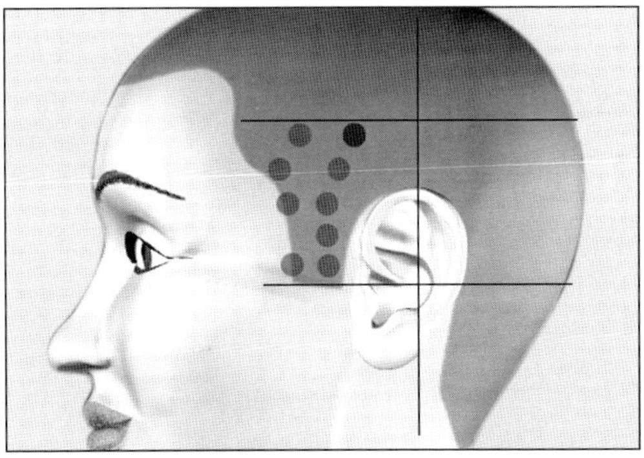

Gallenblase
Der frontale YPSILON-Punkt Gallenblase (Gb) liegt dorsal des Punktes Milz genau oberhalb des BASIS-Punktes D_1 kranial des vorderen oberen Ohrmuschelansatzes.

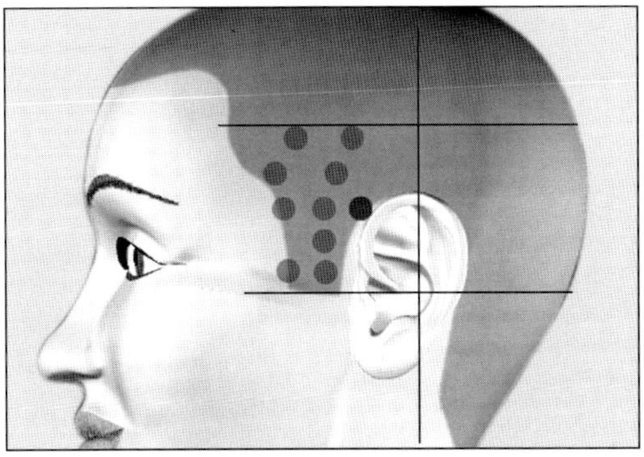

Leber
Der frontale YPSILON-Punkt Leber (Le) liegt auf Höhe der Punkte Dünndarm und Magen kraniodorsal des Punktes Gallenblase ca. 0,5 – 1 cm kranial des Oberrands der Ohrmuschel.

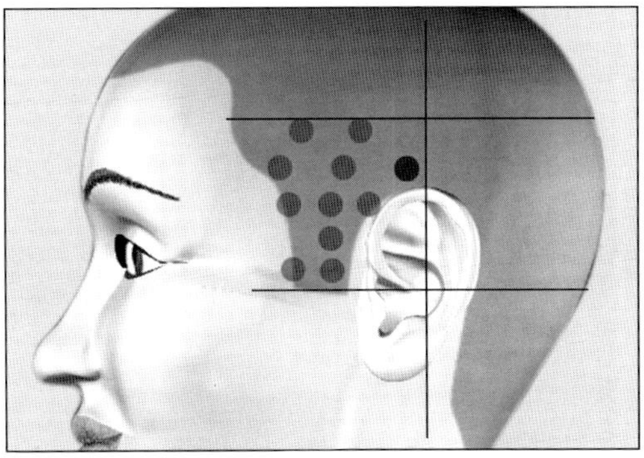

Herz
Der frontale YPSILON-Punkt Herz (He) liegt auf Höhe der Punkte Lunge und Perikard/-Kreislauf auf der gedachten oberen horizontalen Linie kraniodorsal des Punktes Leber ca. 2 cm kranial des Oberrands der Ohrmuschel.

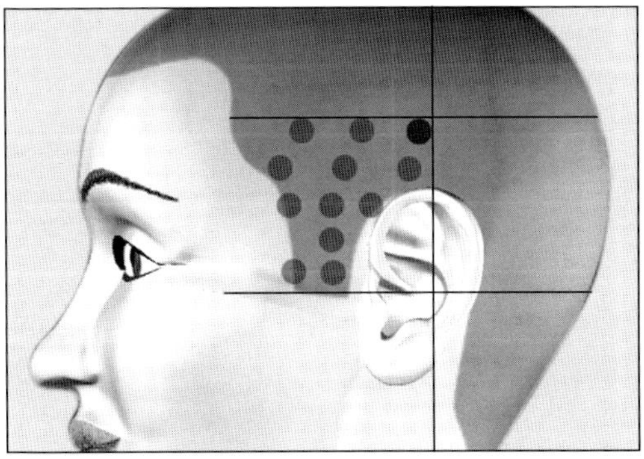

Okzipitale YPSILON-Punkte

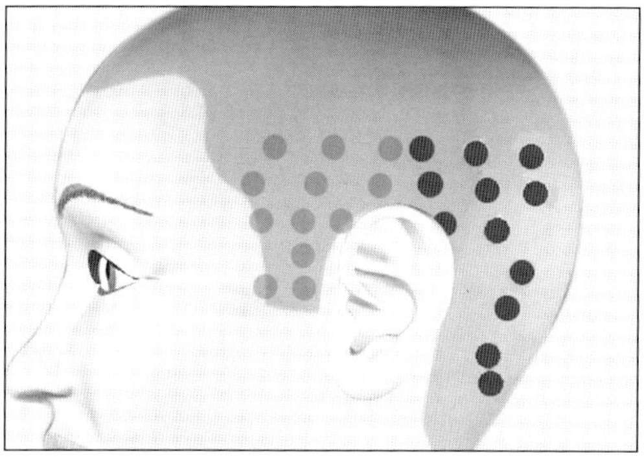

Okzipitale YPSILON-Punkte

Die okzipitalen YPSILON-Punkte liegen dorsal der Senkrechten durch den höchsten Punkt der Ohrmuschel spiegelbildlich zu den frontalen YPSILON-Punkten in einem nach dorsal und kaudal etwas weiter ausgedehnten Areal, dessen dorsale Begrenzung in etwa die Lambdanaht ist.

Die okzipitalen YPSILON-Punkte Niere und Blase liegen nach kaudal versetzt dorsal des Mastoids.

Übersicht YPSILON-Punkte

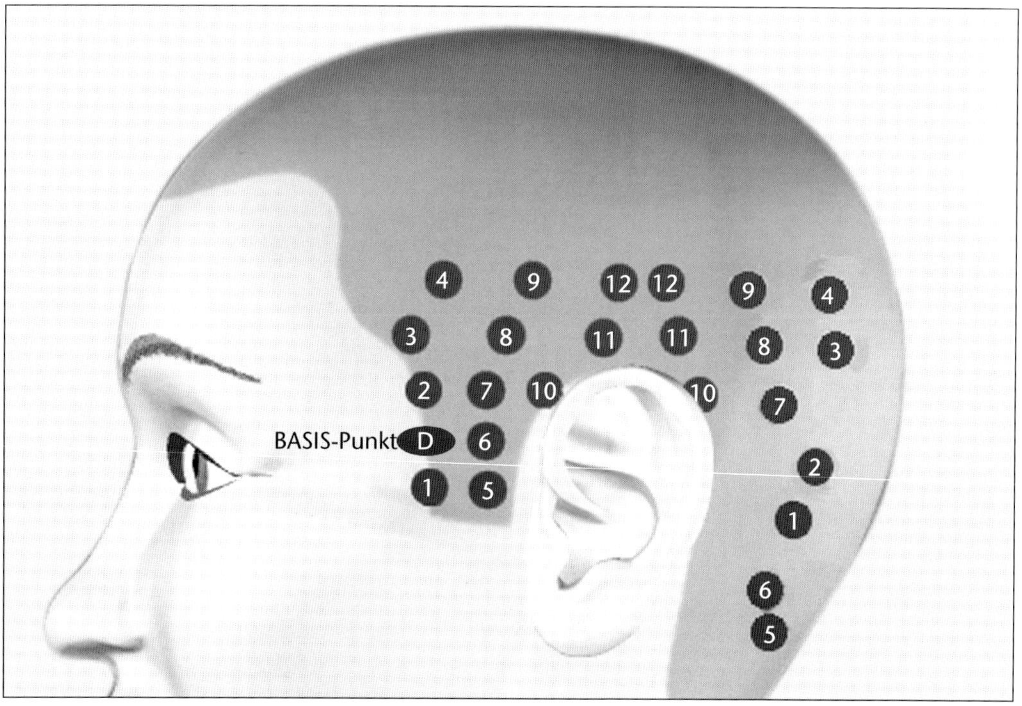

1 Dickdarm	7 Milz/Pankreas
2 3-Erwärmer	8 Magen
3 Dünndarm	9 Perikard/Kreislauf
4 Lunge	10 Gallenblase
5 Blase	11 Leber
6 Niere	12 Herz

Meridiansystem

Einführung

Die TCM kennt zwölf Hauptmeridiane (Leitbahnen), die bilateral symmetrisch auf jeder Körperseite angeordnet sind. Diese Meridiane haben Bezug zu segmental ausstrahlenden Schmerzsyndromen, aber auch zu Projektionsschmerzen der inneren Organe. Des weiteren entsprechen sie den Ausstrahlungen des sogenannten De Qi-Gefühls, einem dumpfen parästhetischen Schweregefühl, das viele Patienten bei der Nadelung distaler Akupunkturpunkte empfinden (PSC-Phänomen = propagated sensation along channels). Traditionell bildet das Meridiansystem nicht nur die Grundlage zur Lokalisation der Akupunkturpunkte, sondern hat auch eine Verbindung zu den inneren Organen.

Meridianpaare

Jeweils ein Yin- und ein Yang-Meridian bilden ein Meridianpaar und sollten (wie allgemein die naturphilosophischen Kräfte Yin und Yang) im Ausgleich sein. Liegt im Verlauf eines Meridians eine Störung vor, so kann der korrespondierende YPSILON-Punkt behandelt werden. Ist diese Störung chronisch, so kann es auch sein, daß der gekoppelte Meridian, bzw. sein YPSILON-Punkt im Sinne eines Yin-Yang-Ausgleichs mitbehandelt werden muß. Ein Beispiel sind chronische Beschwerden im Verlauf des Blasenmeridians, z.B. Lumboischialgien: der YPSILON-Punkt „Blase", aber auch der Punkt „Niere" kann empfindlich sein. (Nota bene: Nierenschwäche stärken, um die Füllesymptomatik im Blasenmeridian zu behandeln!). Die Meridianpaare sind:

- Lungenmeridian – Dickdarmmeridian
- Magenmeridian – Milz-/Pankreasmeridian
- Herzmeridian – Dünndarmmeridian
- Blasenmeridian – Nierenmeridian
- Perikard-/Kreislaufmeridian – 3-Erwärmermeridian
- Gallenblasenmeridian – Lebermeridian.

Lungen-Meridian

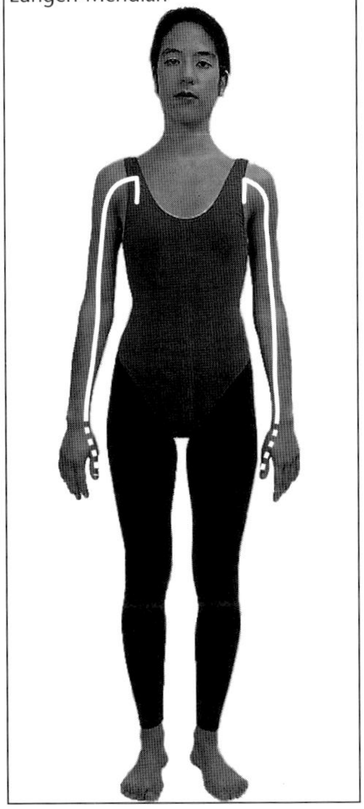

Dickdarm-Meridian

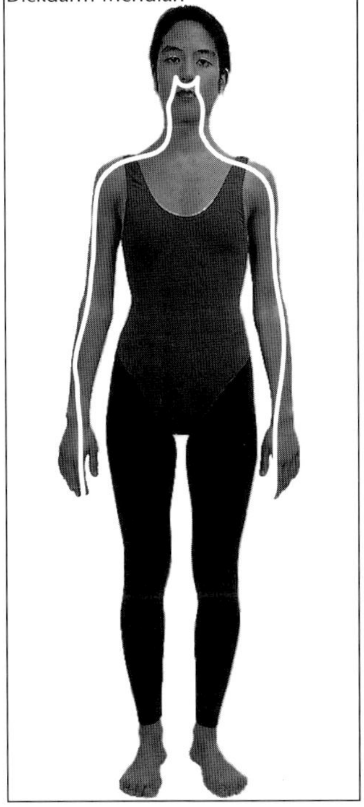

Magen-Meridian

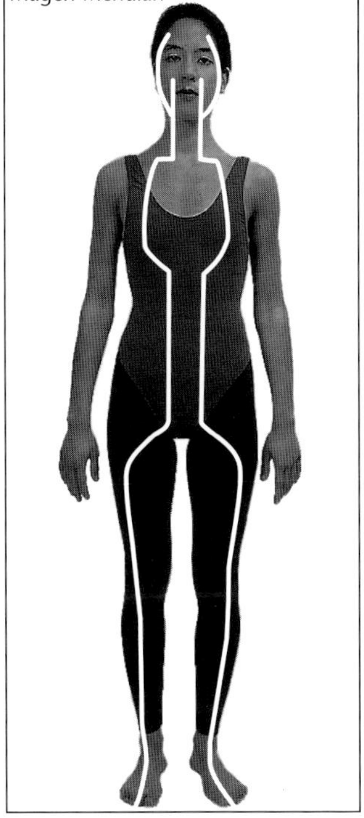

Milz- /Pankreas - Meridian

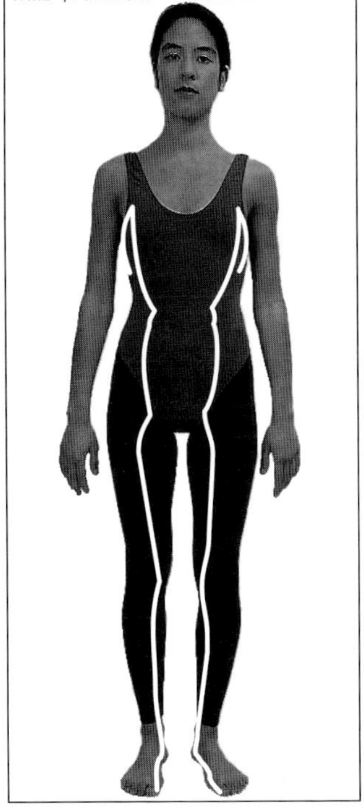

Herz-Meridian

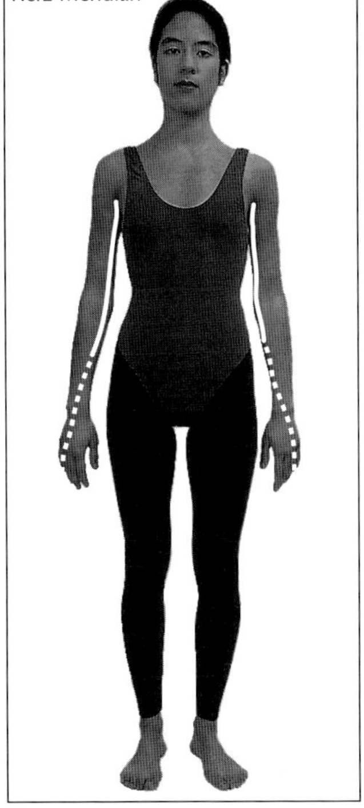

Dünndarm-Meridian

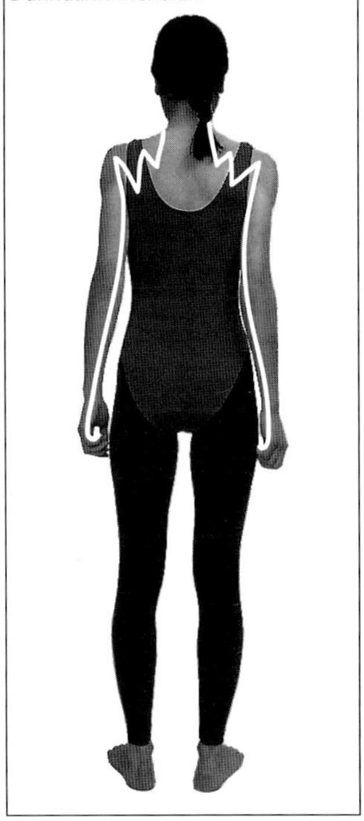

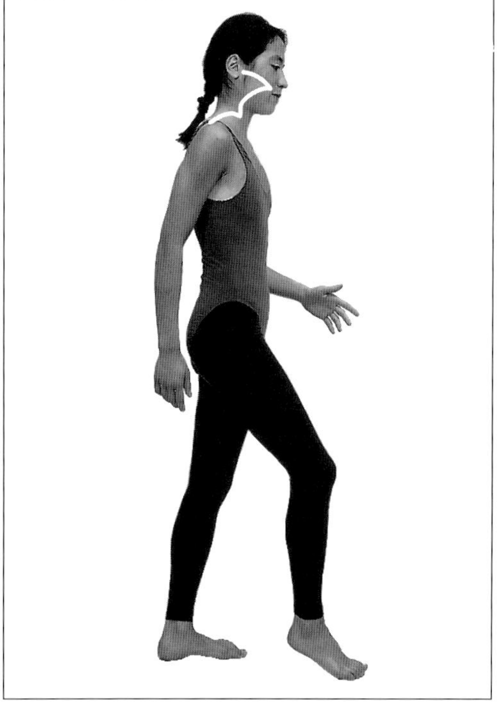

Dünndarm-Meridian

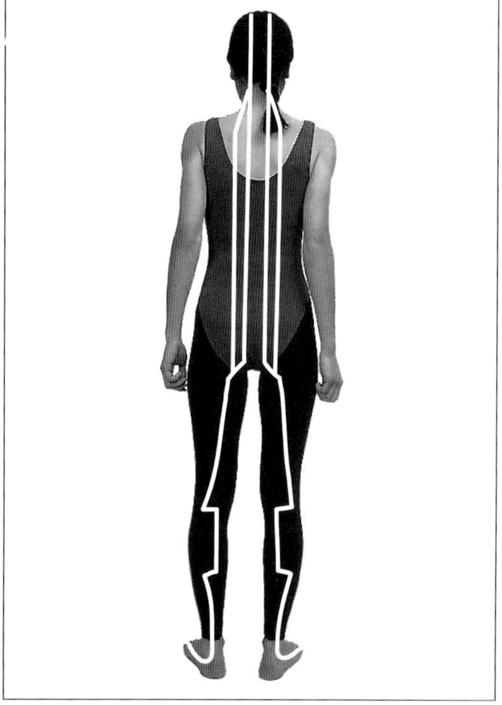

Blasen-Meridian

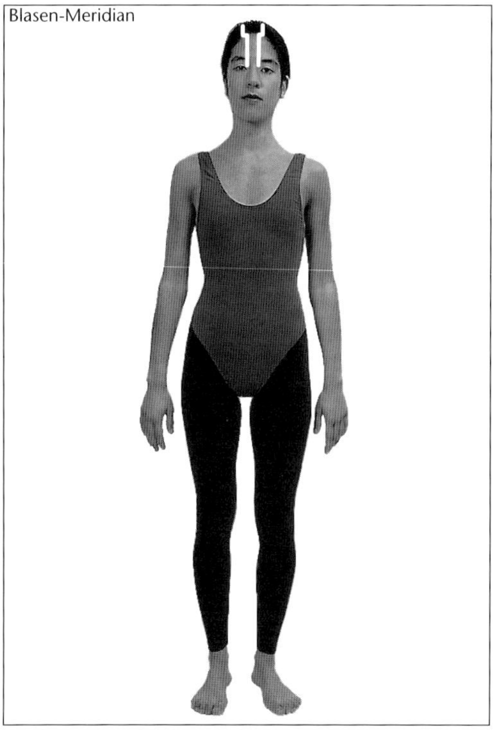

Blasen-Meridian

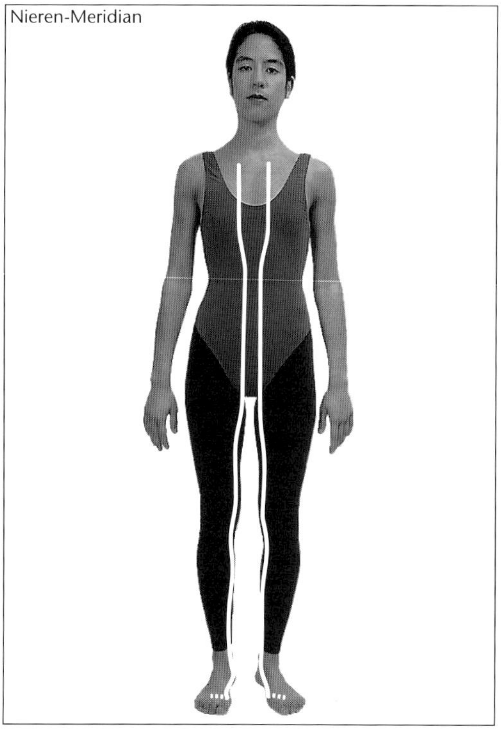

Nieren-Meridian

Perikard- /Kreislauf-Meridian

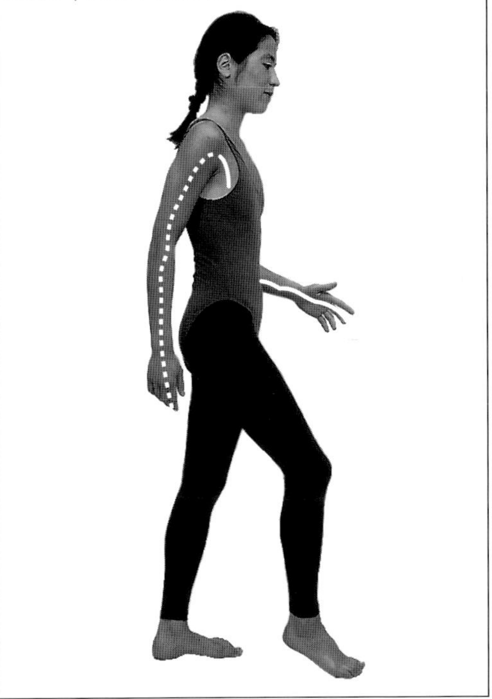

3-Erwärmer-Meridian

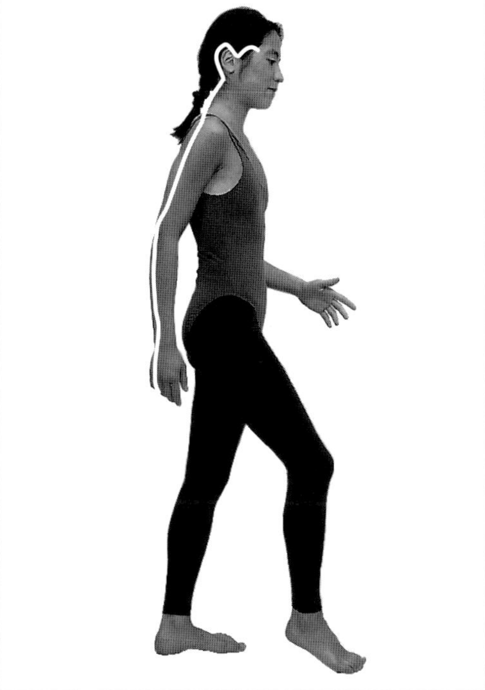

Gallenblasen-Meridian

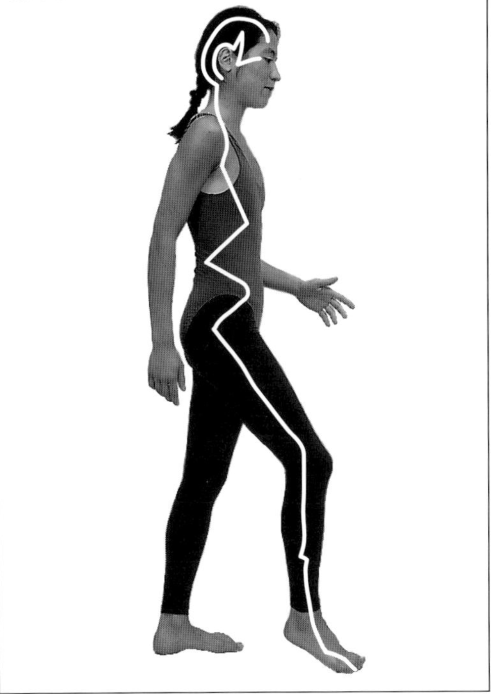

Leber-Meridian

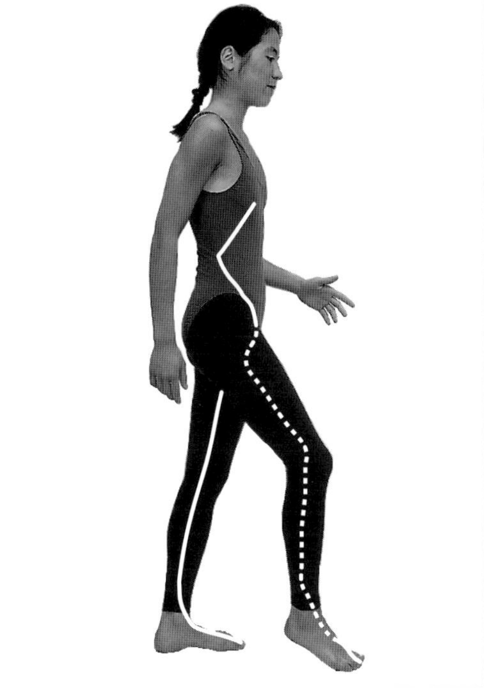

Achsenmodell

Die zwölf Hauptmeridiane werden unterteilt in einen ventralen, einen dorsalen und einen lateralen Meridianumlauf. Jeder Meridianumlauf besteht aus vier Meridianen, d.h. jeweils aus zwei Yin- und zwei Yang-Meridianen. Die zwei aufeinanderfolgenden Yin- bzw. Yang-Meridiane in einem Umlauf bilden jeweils eine Achse, so daß ein Meridianumlauf aus einer Yin- und einer Yang-Achse besteht.
Historisch wurden die Meridiane entsprechend ihrer Achsenzugehörigkeit benannt, z.B. vordere Yang-Achse = Yang Ming, d.h. der Dickdarmmeridian wäre der Hand-Yang Ming (weil er von der oberen Extremität kommt) und der Magenmeridian wäre der Fuß-Yang Ming (weil er zum Fuß zieht). Besonders in der Schmerztherapie werden über dieses Achsenmodell (bevorzugt über die Yang-Achsen) Beschwerden zugeordnet und behandelt. Aber auch bei der Neuen Schädelakupunktur nach Yamamoto können diese Achsenbeziehungen berücksichtigt werden.

	Yang-Achse	Yin-Achse
Ventraler Meridianumlauf	Dickdarmmeridian – Magenmeridian **„Yang Ming"**	Milz-/Pankreasmeridian – Lungenmeridian **„Tai Yin"**
Lateraler Meridianumlauf	3-Erwärmermeridian – Gallenblasenmeridian **„Shao Yang"**	Lebermeridian – Perikard-(Kreislauf-)meridian **„Jue Yin"**
Dorsaler Meridianumlauf	Dünndarmmeridian – Blasenmeridian **„Tai Yang"**	Nierenmeridian – Herzmeridian **„Shao Yin"**

Ventraler Meridianumlauf
Yang-Achse: Dickdarmmeridian – Magenmeridian.

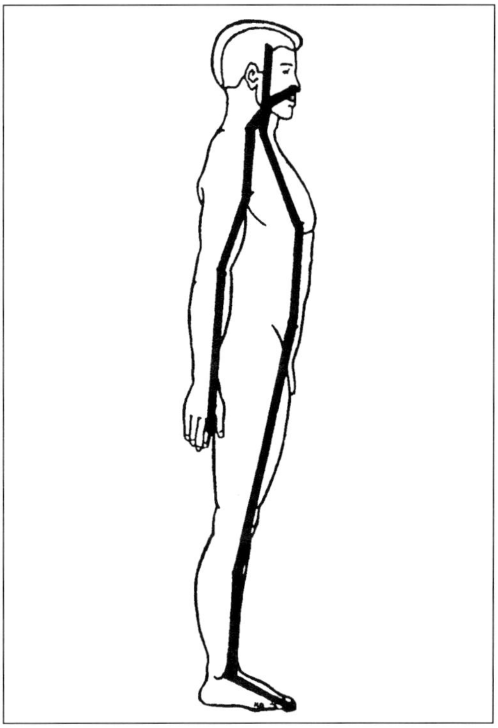

Lateraler Meridianumlauf
Yang-Achse: 3-Erwärmermeridian – Gallenblasenmeridian.

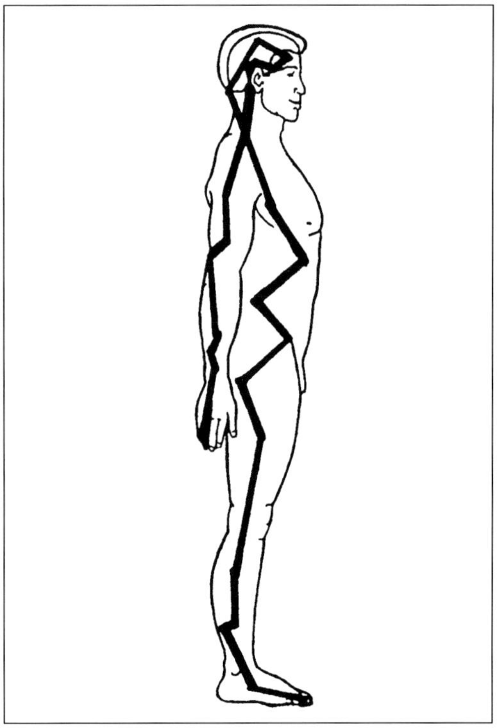

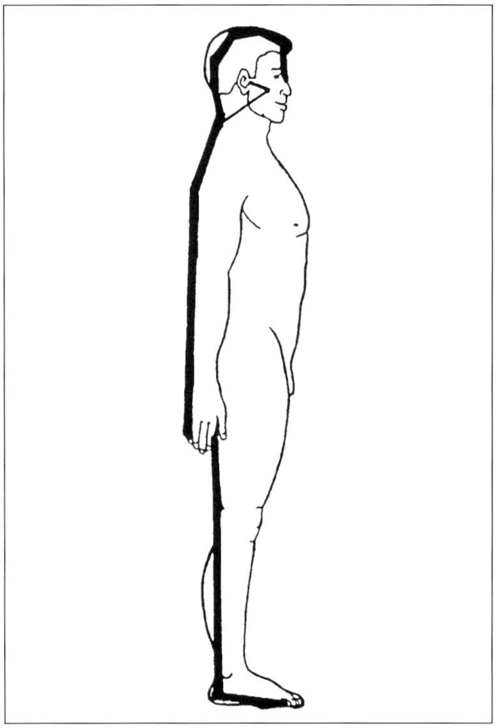

Dorsaler Meridianumlauf
Yang-Achse: Dünndarmmeridian – Blasenmeridian.

Eigene Notizen

Funktionskreise

Die Kenntnis der 5-Elemente-Lehre stellt die Grundlage für ein fundamentales Verständnis der Traditionellen Chinesischen Medizin (TCM) dar. Hierbei werden in einem Entsprechungssystem den ursprünglichen Elementen Wasser, Holz, Feuer, Erde und Metall sogenannte äußere und innere Faktoren analog zugeordnet.
Die äußeren Faktoren (Jahreszeit, klimatische Faktoren u.a.) repräsentieren den Makrokosmos. Ihnen gegenübergestellt werden die den Mikrokosmos darstellenden inneren Faktoren (Organsystem, Meridiane, Körperschicht, Sinnesorgane u.a.).
Die fünf obengenannten Elemente mit ihren inneren und äußeren Entsprechungen zeigen sich in einem sich gegenseitig beeinflussenden System als Funktionskreise.
Als innere (körperliche) Entsprechungen unterteilen sich die Organ- und Meridianpaare ergänzend in ihre Yin- und Yang-Komponenten. Im einzelnen werden folgende Funktionskreise (Organ- und Meridianpaare) unterschieden:

- Niere – Blase
- Leber – Gallenblase
- Herz – Dünndarm
  (Perikard/Kreislauf – 3-Erwärmer)
- Milz/Pankreas – Magen
- Lunge – Dickdarm

Prinzipiell wirken in jedem Menschen alle fünf Funktionskreise gleichermaßen und befinden sich untereinander idealerweise in einem Gleichgewicht. Meistens kommen jedoch ein oder mehrere Funktionskreise mit ihren Stärken und Schwächen als Konstitution besonders zum Tragen und bestimmen somit die mögliche Entstehung (Disposition) von Störungen (Diathesen) in den entsprechenden Zuordnungen.
Da sich aber jeder Organismus wie auch die Umwelt in einem ständigen Wandel befindet, können die Funktionskreise auch als Wandlungsphase betrachtet werden. Momentan besonders „in Aktion" stehende Wandlungsphasen können sich während des Jahres- und Lebensrhythmus ändern, die Grundkonstitution bleibt in der Regel unverändert. Mit Hilfe der Bauchdecken- und/oder der Halsdiagnostik besteht die Möglichkeit, Schwachstellen in diesen Funktionskreisen zu erkennen und mit den YPSILON-Punkten zu behandeln (zu regulieren).

Die 5 Elemente

Die fünf Elemente Wasser, Holz, Feuer, Erde und Metall und ihre gegenseitige Beeinflussung.

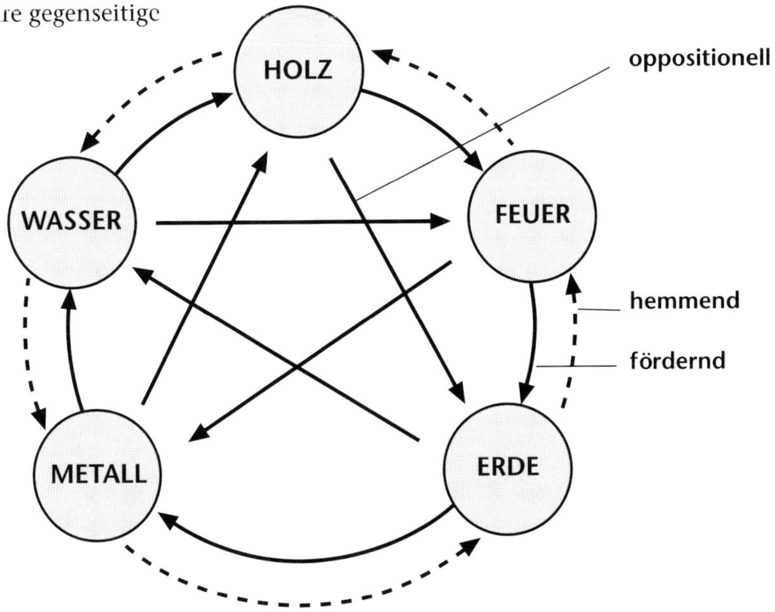

Funktionskreis
Niere – Blase

Äußere Faktoren

Jahreszeit:
Winter

Klimatischer Einfluß:
Kälte

Himmelsrichtung:
Norden

Element:
Wasser

Farbe:
schwarz

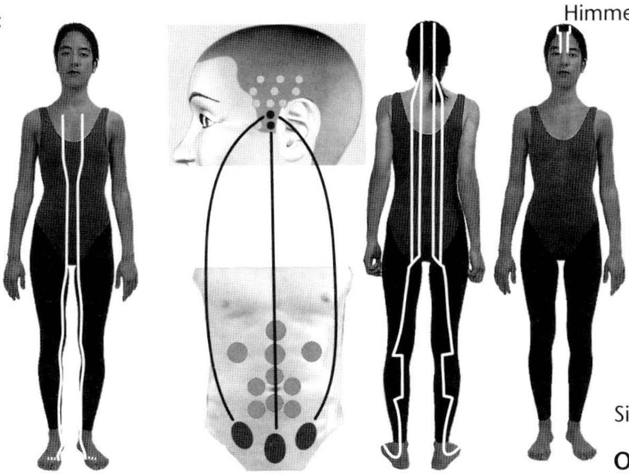

Organe (lt. TCM):
Niere-Blase

Geschmack:
salzig

Körperschicht:
Knochensystem

Sinnesorgan/
-funktion:
Ohr/Hören

Psychische Entsprechung:
Stabilität/Vertrauen
Überschuß: Sturheit/Starre • Mangel: Angst/Schreck

Innere Faktoren

Funktionskreis
Leber - Gallenblase

Äußere Faktoren

Jahreszeit:
Frühling

Klimatischer Einfluß:
Wind

Himmelsrichtung:
Osten

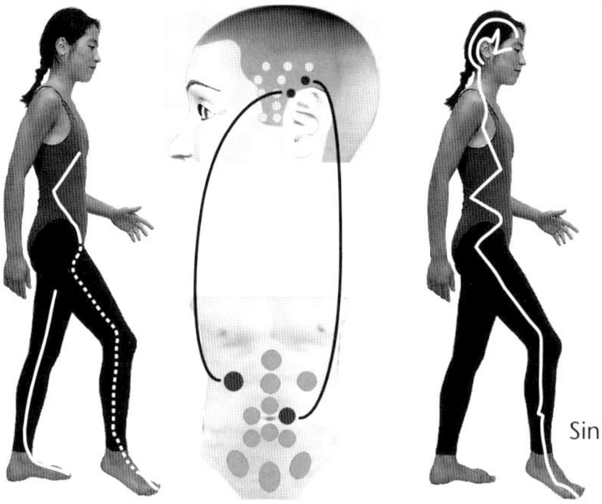

Element:
Holz

Farbe:
blau/grün

Organe (lt. TCM):
Leber - Gallenblase

Geschmack:
sauer

Körperschicht:
Muskeln/Sehnen

Sinnesorgan/-funktion:
Augen/Sehen

Psychische Entsprechung:
Dynamik/Emotionalität
Überschuß: Reizbarkeit/Wut • Mangel: Antriebslosigkeit

Innere Faktoren

Funktionskreis
Herz – Dünndarm

Äußere Faktoren

Jahreszeit:
Sommer

Klimatischer Einfluß:
Hitze

Himmelsrichtung:
Süden

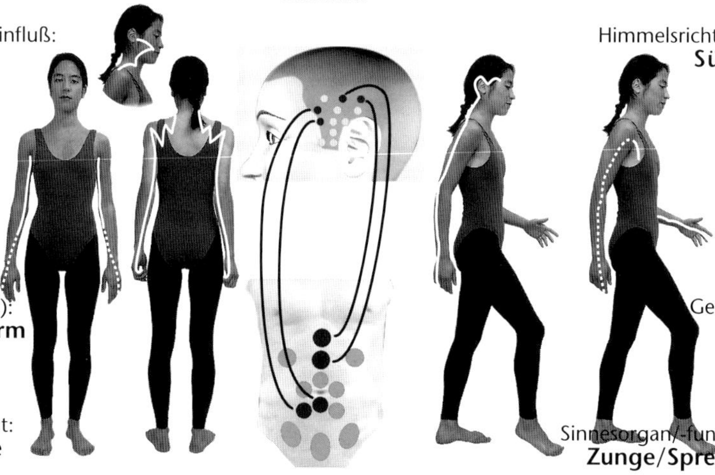

Element:
Feuer

Farbe:
rot

Organe (lt. TCM):
Herz-Dünndarm
Perikard -
3-Erwärmer

Geschmack:
bitter

Körperschicht:
Blutgefäße

Sinnesorgan/-funktion:
Zunge/Sprechen

Psychische Entsprechung:
Freude/Harmonie/Bewußtsein
Überschuß: Euphorie/Hektik • Mangel: Verzweiflung/Auswegslosigkeit

Innere Faktoren

Funktionskreis
Milz/Pankreas – Magen

Äußere Faktoren

Jahreszeit:
Spätsommer

Klimatischer Einfluß:
Feuchtigkeit

Element:
Erde

Organe (lt. TCM):
Milz/Pankreas-Magen

Körperschicht:
Bindegewebe glatte Muskulatur

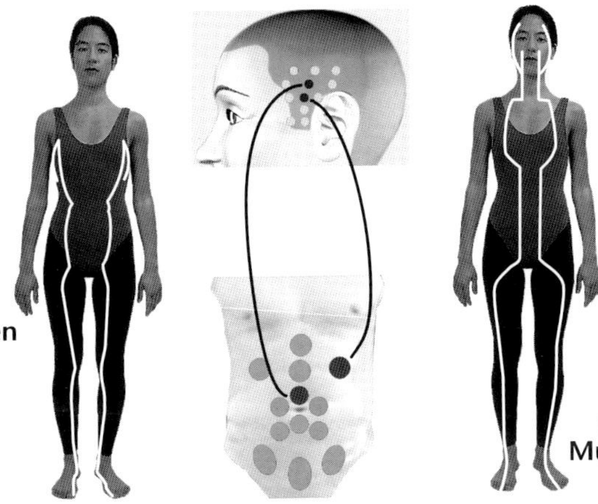

Himmelsrichtung:
Mitte

Farbe:
gelb

Geschmack:
süß

Sinnesorgan/-funktion:
Mund (Lippen)/Essen

Psychische Entsprechung:
Integration/Denken
Überschuß: Grübeln/Besorgnis • Mangel: Interessenlosigkeit

Innere Faktoren

Funktionskreis
Lunge – Dickdarm

Äußere Faktoren

Jahreszeit:
Herbst

Klimatischer Einfluß:
Trockenheit

Element:
Metall

Organe (lt. TCM):
Lunge-Dickdarm

Körperschicht:
Haut/Haare

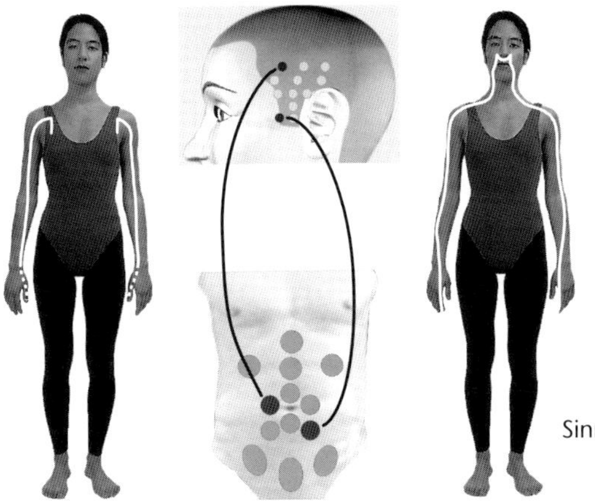

Himmelsrichtung:
Westen

Farbe:
weiß/transparent

Geschmack:
scharf

Sinnesorgan/-funktion:
Nase/Riechen

Psychische Entsprechung:
Intuition/Austausch
Überschuß: Täuschung/Klammern • Mangel: Enttäuschung/Trauer

Innere Faktoren

Bauchdeckendiagnostik

Auf der Bauchdecke lassen sich Areale lokalisieren, die mit den zwölf Hauptmeridianen und ihren entsprechenden Funktionskreisen korrespondieren und bei Erkrankungen/Störungen der „inneren Organe" im Sinne der Traditionellen Chinesischen Medizin druckdolent werden und ggf. tastbare Veränderungen wie Verhärtungen oder Verspannungen zeigen.

Die bei der Bauchdeckendiagnostik gefundenen empfindlichen Areale weisen den direkten Weg zu den zu nadelnden YPSILON-Punkten.

Die Druckdolenz der Testzone auf der Bauchdecke läßt bei exakt getroffenem YPSILON-Punkt sofort nach, so daß bei weiter bestehender Empfindlichkeit der Testzone durch die Lagekorrektur der Akupunkturnadel die Therapie optimiert werden kann.

Zusätzlich zu den Zonen der Meridiane finden sich entlang der Medianlinie eine zusammenhängende Testzone für die verschiedenen Wirbelsäulenabschnitte und direkt lateral und kaudal des Processus xiphoideus die Testzonen für Cerebrum, Cerebellum und Basalganglien.

Palpationstechnik bei der Bauchdeckendiagnostik, siehe S. 51 f.

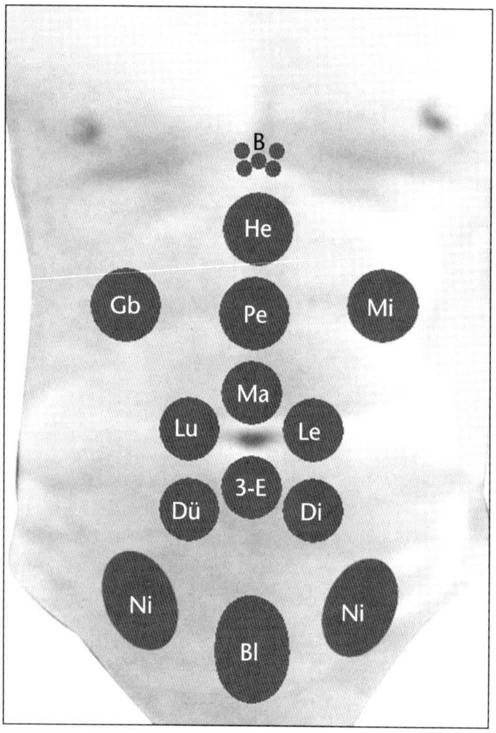

Zonenübersicht

Die 12 Testzonen der Bauchdeckendiagnostik entsprechen den 12 Hauptmeridianen. Bei Empfindlichkeit einer Testzone führt die Nadelung des korrespondierenden YPSILON-Punktes zur Beeinflussung des betroffenen „inneren Organs" und seines zugehörigen Meridians.

Di	Dickdarm
3-E	3-Erwärmer
Dü	Dünndarm
Lu	Lunge
Bl	Blase
Ni	Niere
Mi	Milz/Pankreas
Ma	Magen
Pe	Perikard/Kreislauf
Gb	Gallenblase
Le	Leber
He	Herz
B	ZNS (Brain Points)

Herzzone
Die Herzzone liegt in der Medianlinie im kranialen Epigastrium.

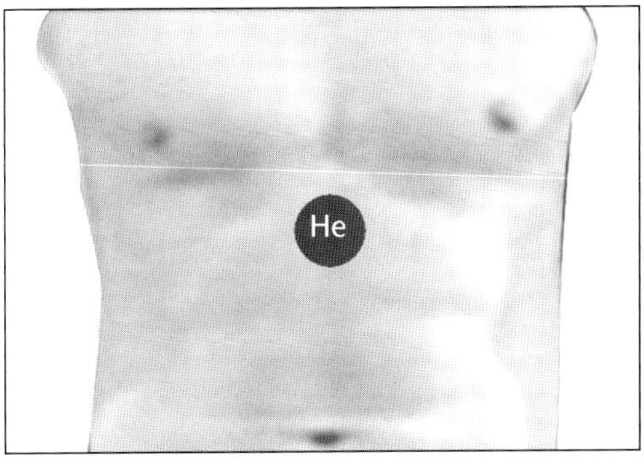

Gallenblasenzone
Die Gallenblasenzone liegt im rechten Oberbauch direkt über dem Organ Gallenblase.

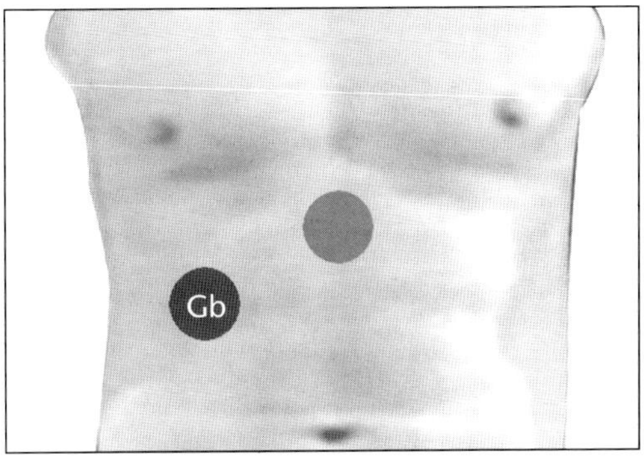

Milz-/Pankreaszone
Die Milz-/Pankreaszone liegt im linken Oberbauch gegenüber der Gallenblasenzone über den Organen Milz und Pankreas.

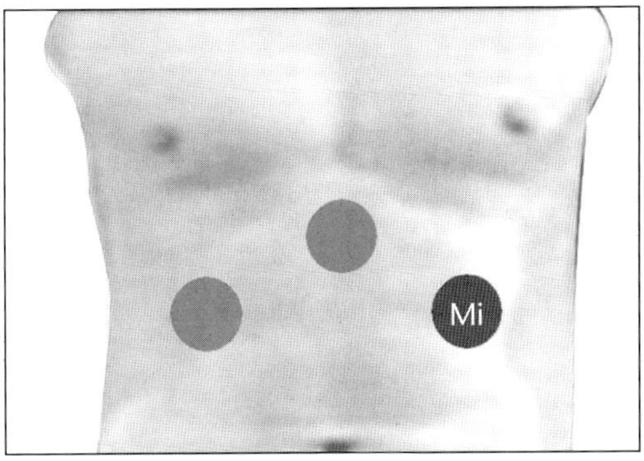

Perikard-/Kreislaufzone
Die Perikard-/Kreislaufzone liegt auf der Medianlinie kaudal der Herzzone zwischen der Gallenblasenzone und der Milz-/Pankreaszone.

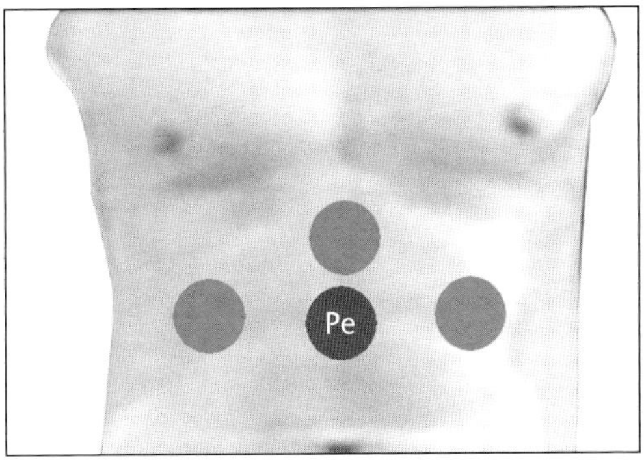

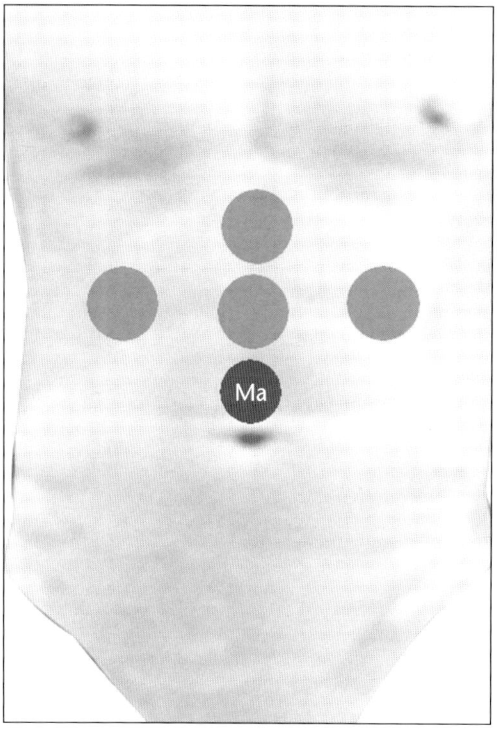

Magenzone

Die Magenzone liegt in der Medianlinie kranial des Nabels.

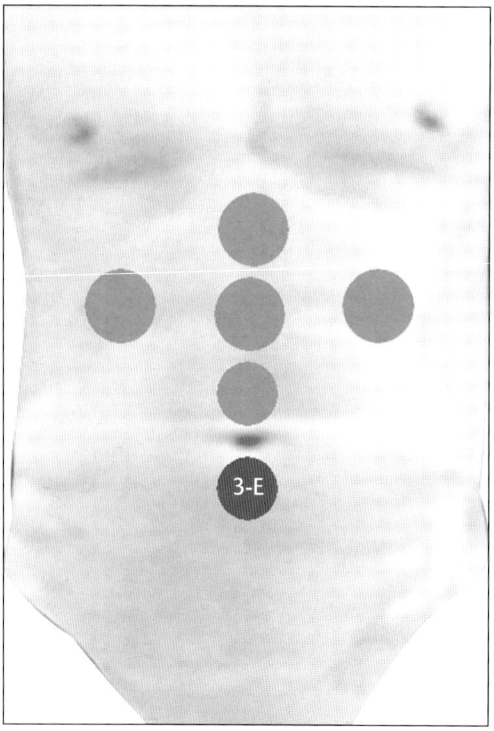

3-Erwärmerzone

Die 3-Erwärmerzone liegt in der Medianlinie kaudal des Nabels.

Lungenzone
Die Lungenzone liegt rechts laterokranial des Nabels.

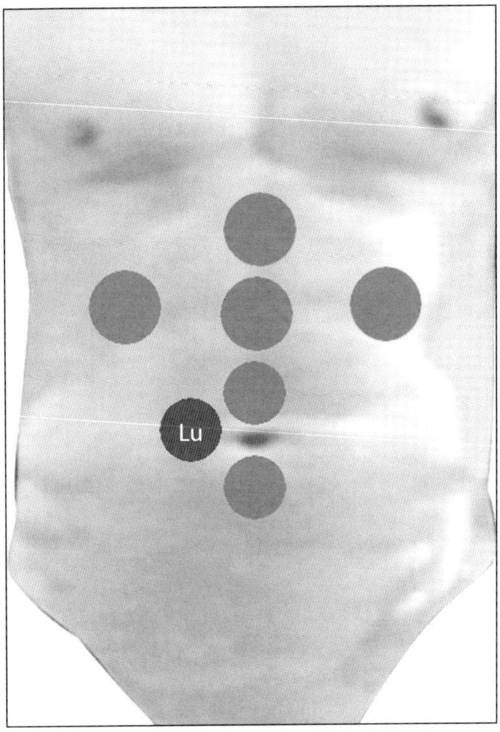

Leberzone
Die Leberzone liegt links laterokranial des Nabels.

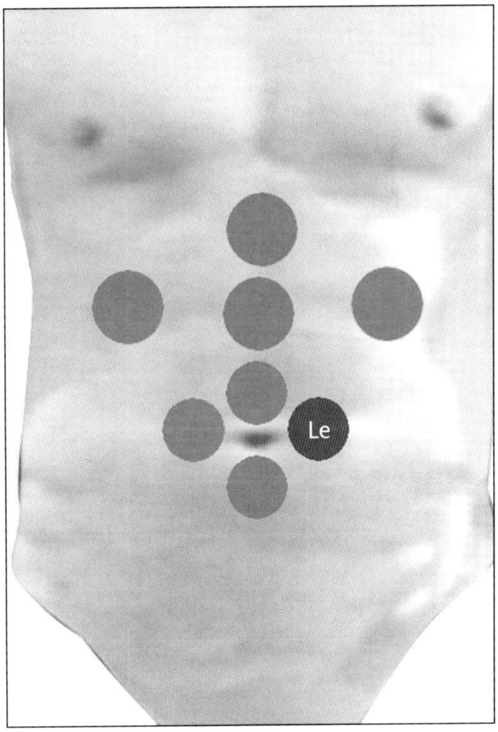

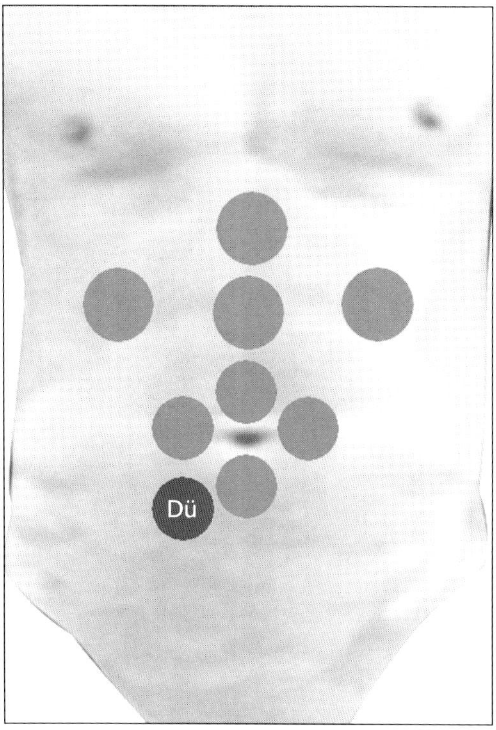

Dünndarmzone

Die Dünndarmzone liegt auf der rechten Seite laterokaudal der 3-Erwärmerzone.

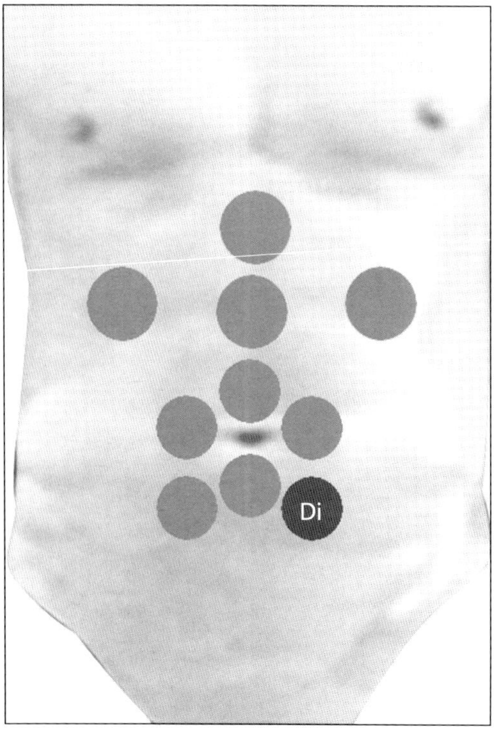

Dickdarmzone

Die Dickdarmzone liegt auf der linken Seite laterokaudal der 3-Erwärmerzone.

Blasenzone

Die Blasenzone liegt in der Medianlinie kranial der Symphyse über dem Organ Blase.

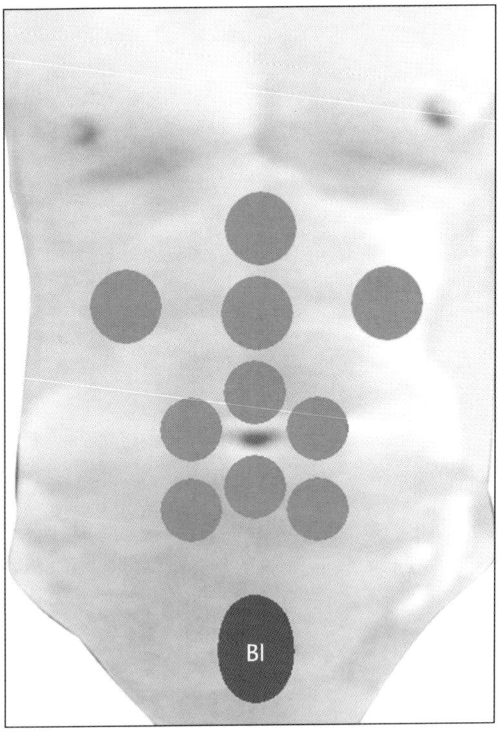

Nierenzone

Für den Funktionskreis Niere und seinen Meridian existieren zwei Testzonen: Die Nierenzonen liegen beidseits im lateralen Unterbauch kranial des Leistenkanals.

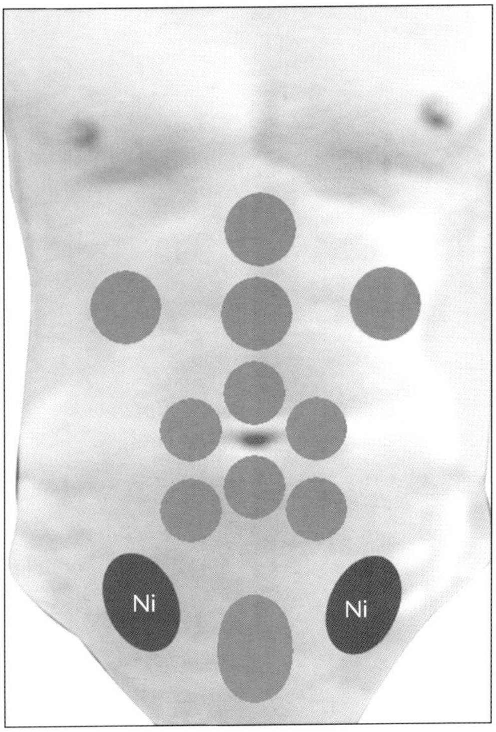

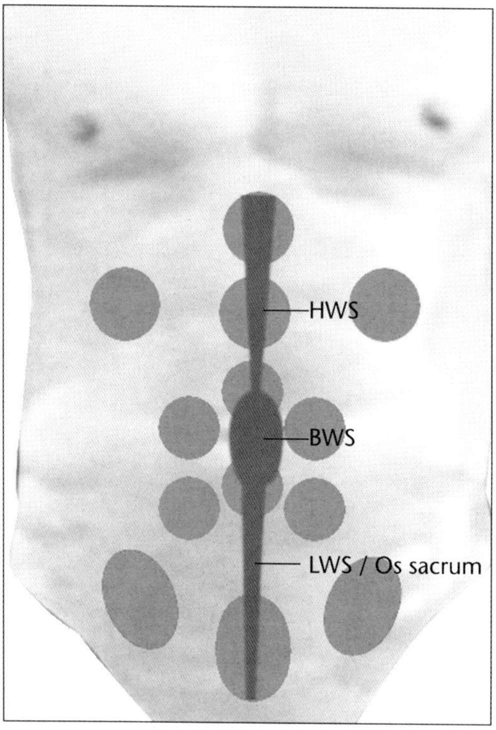

Wirbelsäulenzonen

Die Testzone für die Wirbelsäulenabschnitte liegt beidseits der Medianlinie vom Epigastrium bis zur Symphyse. Die HWS-Zone reicht von der Perikard-/Kreislaufzone zur Magenzone, die BWS-Zone verläuft beidseits um den Nabel herum, und die LWS-/Sakralzone reicht bis zur Symphyse.

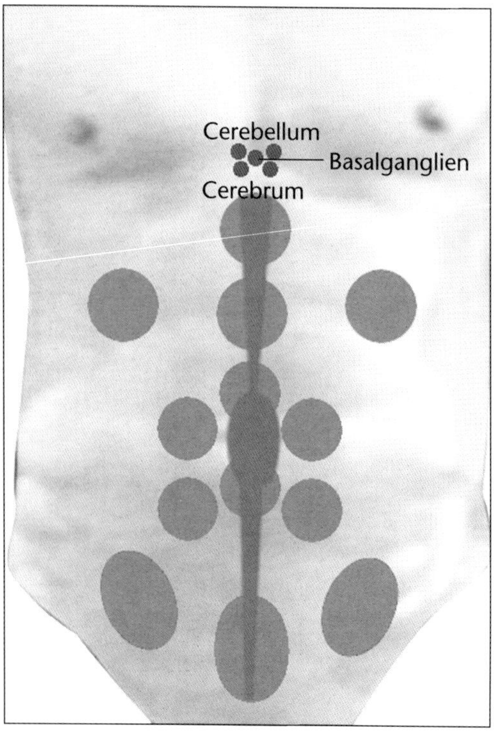

ZNS-Zonen

Die Testzone für die Basalganglien liegt unmittelbar kaudal des Processus xiphoideus in der Medianlinie, die Zonen für Cerebellum und Cerebrum liegen beidseits lateral der Xiphoidspitze.

Halsdiagnostik

Neben den Testzonen der Bauchdecke befindet sich ein weiterer diagnostischer Bereich für die Auswahl der indizierten YPSILON-Punkte im lateralen Halsdreieck beidseits. Auch am Hals werden bei Störungen der „inneren Organe" und den zugehörigen Meridianen die entsprechenden Testzonen empfindlich, die mit den YPSILON-Punkten am Schädel korrespondieren (Funktionskreise, siehe S. 30 ff). Ebenfalls gibt es Testpunkte für die verschiedenen Wirbelsäulenabschnitte und für die Brain points.

Die Testzonen der Halsdiagnostik stimmen bei Störungen größtenteils mit denen der Bauchdeckendiagnostik überein, können aber auch variieren, da die Halsdiagnostik als sensibler zu betrachten ist.
Des weiteren ergibt sich aus der Halsdiagnostik direkt die zu nadelnde Kopfseite, da ipsilateral der empfindlichen Testareale akupunktiert wird.
Testzonen der Halsdiagnostik, siehe S. 52 ff

Tastung einer Testzone
Da sich der Patient zur Halsdiagnostik nicht entkleiden muß, ermöglicht sie ein rasches Auffinden der diagnostischen Zonen und eine ebenso rasche Kontrolle, ob die YPSILON-Punkte exakt genadelt wurden (die Druckdolenz der Testzone läßt bei exakt getroffenem YPSILON-Punkt sofort nach).

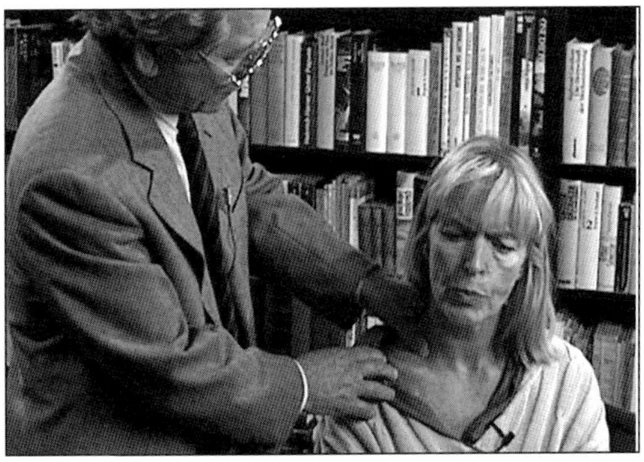

Anwendungsbereiche der Schädelakupunktur

Allgemeine Indikationen

Die Schädelakupunktur kann bei einer Vielzahl von Störungen alleine oder in Kombination mit anderen Therapieverfahren angewendet werden. Besonders gut lassen sich beispielsweise akute und chronische Schmerzsyndrome des Bewegungsapparats wie Lumbago, Lumboischialgie und HWS-Syndrom oder auch funktionell-reversible Störungen wie Migräne oder das Oberbauchsyndrom behandeln.
Prinzipiell gilt: „Akupunktur heilt, was gestört ist. Akupunktur heilt nicht, was zerstört ist."
(Prof. Dr. med. Dr. med. dent. H. F. Herget)

Indikationen

- Akute und chronische Schmerzzustände
- Störungen und Erkrankungen der Sinnesorgane
- Funktionelle, reversible Erkrankungen der „inneren Organe" im Sinne der Traditionellen Chinesischen Medizin
- Lähmungen unterschiedlicher Genese.

Kontraindikationen

Kontraindikationen

- Lebensbedrohliche Krankheitsbilder
- Akute Schmerzen mit Operationsindikation
- Schwere Infektionserkrankungen
- Entzündungen im Punktionsgebiet.

Relative Kontraindikationen

- Unklare Schmerzzustände, fehlende Diagnose
- Extreme Erschöpfungs- und Schwächezustände (Fastenkuren, große körperliche Belastung)
- CAVE bei Schwangerschaft wegen erhöhter Kollapsneigung
- Extreme Schmerzhaftigkeit einzelner Punkte, wegen Kollapsgefahr oder Verschlimmerungsmöglichkeit.

Eigene Notizen

Eigene Notizen

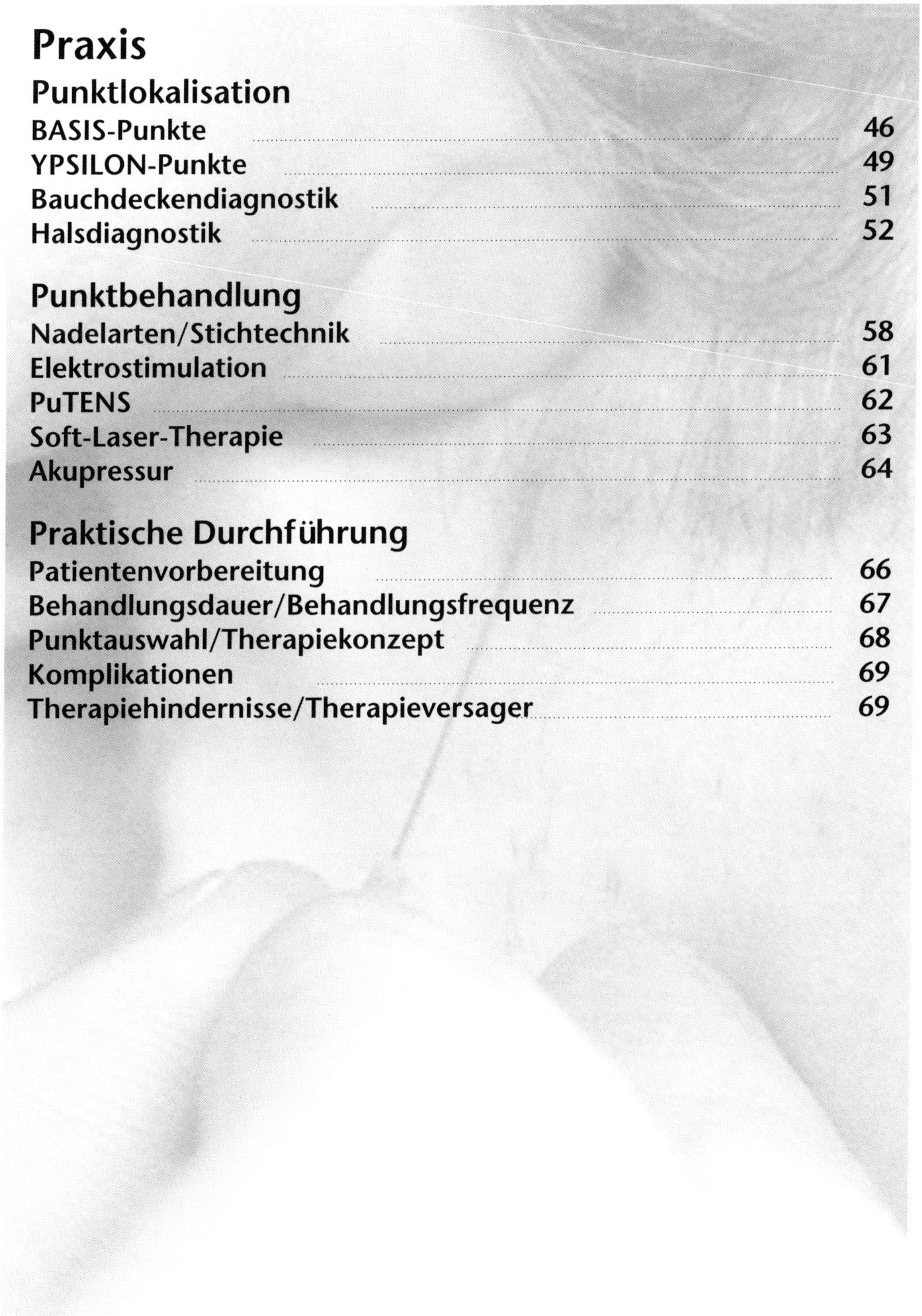

Praxis

Punktlokalisation

Punktbehandlung

Praktische Durchführung

Punktlokalisation

BASIS-Punkte

Die beim Gesunden unauffälligen BASIS-Punkte verändern sich bei Störungen/Erkrankungen des entsprechenden Abschnitts des Bewegungsapparats, des ZNS oder des Sinnesorgans: Bei der Palpation finden sich oft im Hautniveau trophische Veränderungen und im subkutanen, muskulären oder periostalen Gewebe Resistenzen; diese imponieren als tastbare, derbe Kalzifikationen. Der Patient gibt einen deutlichen Druckschmerz an.

Bei jeder Sitzung werden die BASIS-Punkte erneut aufgesucht, da der Tastbefund entscheidend ist für die individuelle Lokalisation. Getastet wird mit der Kuppe von Daumen oder Zeigefinger mit kreisenden oder streichenden Bewegungen. Die Fixierung des Punktes kann auch mit dem Fingernagel erfolgen.

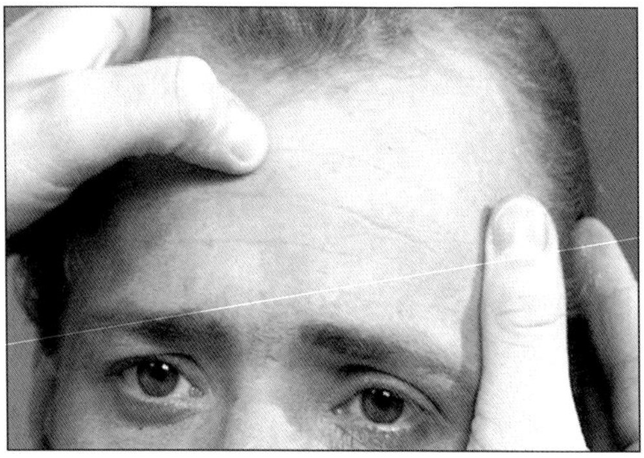

Punktsuche A-Zone
Aufsuchen des individuell empfindlichen Punktes innerhalb der 8 Segmente der senkrecht verlaufenden A-Zone paramedian der Medianlinie.

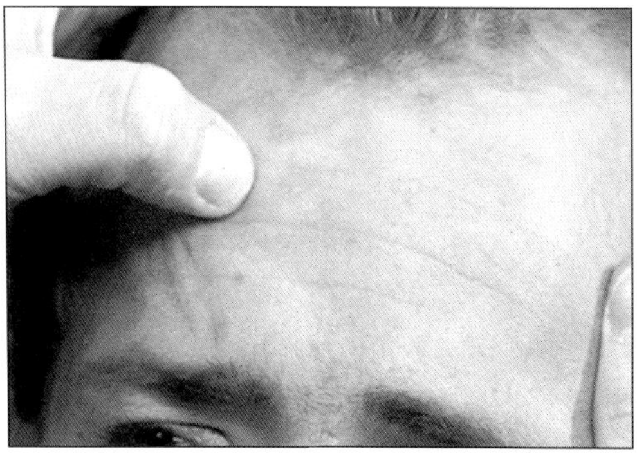

Punktsuche B-Zone
Aufsuchen des individuell empfindlichen Punktes innerhalb der senkrecht verlaufenden B-Zone lateral der A-Zone.

Punktsuche C-Zone
Aufsuchen des individuell empfindlichen Punktes innerhalb der schräg verlaufenden C-Zone in der „Geheimratsecke" entsprechend der Lokalisation der Störung an der oberen Extremität.

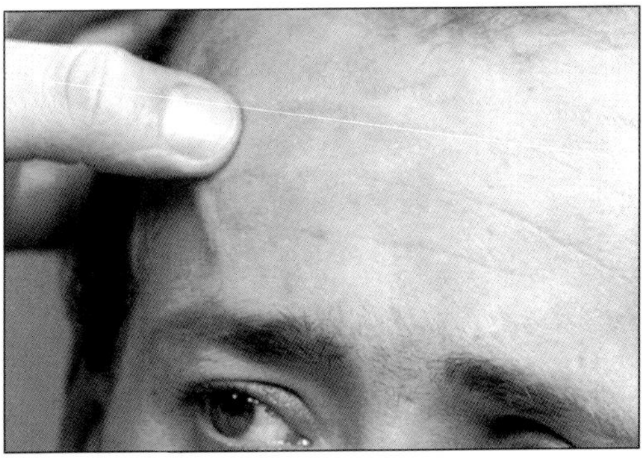

Punktsuche D-Zone
Aufsuchen des individuell empfindlichen Punktes innerhalb der horizontal verlaufenden D-Zone kranial des Jochbogens.

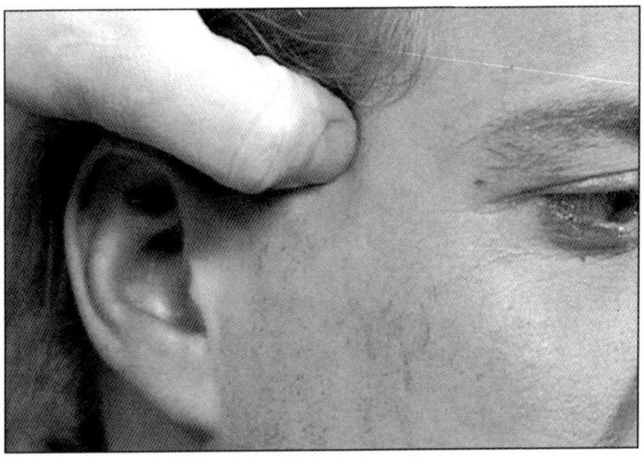

Punktsuche Punkte D_1-D_5
Aufsuchen des individuell empfindlichen Punktes innerhalb der senkrecht verlaufenden Reihe der Punkte D_1 – D_5 entsprechend der 5 Lumbalsegmente am vorderen Ohrmuschelansatz.

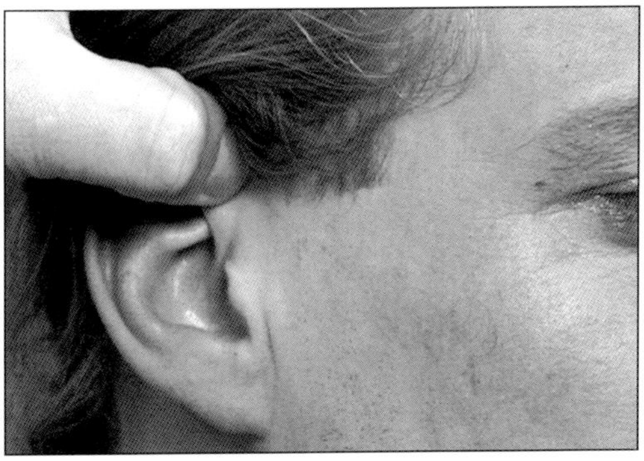

Punktsuche E-Zone
Aufsuchen des individuell empfindlichen Punktes innerhalb der 12 Thorakalsegmente der schräg verlaufenden E-Zone kranial der medialen Augenbrauen.

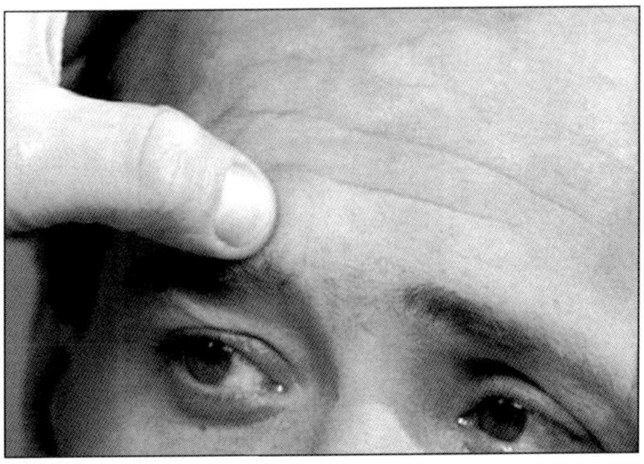

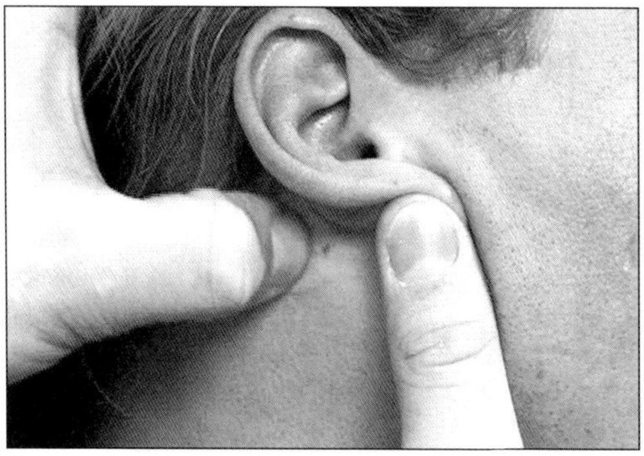

Punktsuche F-Punkt
Aufsuchen des empfindlichen Punktes im F-Punkt-Areal kranial der Mastoidspitze.

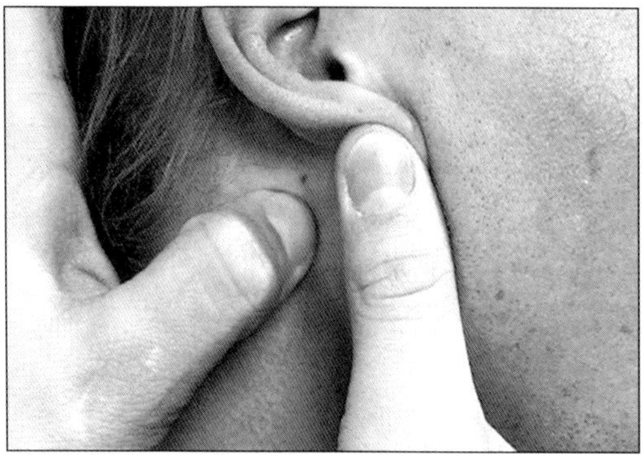

Punktsuche G-Punkte
Aufsuchen des individuell empfindlichen G-Punktes innerhalb des G-Punkt-Areals am kaudalen Rand des Mastoids.

YPSILON-Punkte

Die beim Gesunden unauffälligen YPSILON-Punkte verändern sich bei Störungen/Erkrankungen der „inneren Organe" ebenso wie die BASIS-Punkte: Es bilden sich tastbare Gelosen (Verhärtungen), Schwellungen und Verspannungen in der Muskulatur, wobei der Patient einen deutlichen Druckschmerz angibt.
Bei jeder Sitzung werden die YPSILON-Punkte mit Hilfe der Bauchdeckendiagnostik und/oder Halsdiagnostik jeweils erneut identifiziert.

Getastet wird mit der Kuppe von Daumen oder Zeigefinger mit kreisenden oder streichenden Bewegungen. Die Fixierung des Punktes kann auch mit dem Fingernagel erfolgen.

Punktsuche Dünndarmpunkt
Aufsuchen und Palpation des YPSILON-Punktes Dünndarm in der idealen Schläfenhaargrenze.

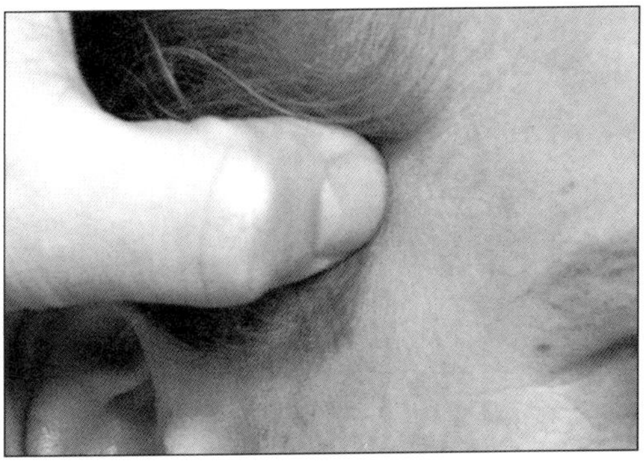

Punktion Dünndarmpunkt
Punktion des YPSILON-Punktes Dünndarm.

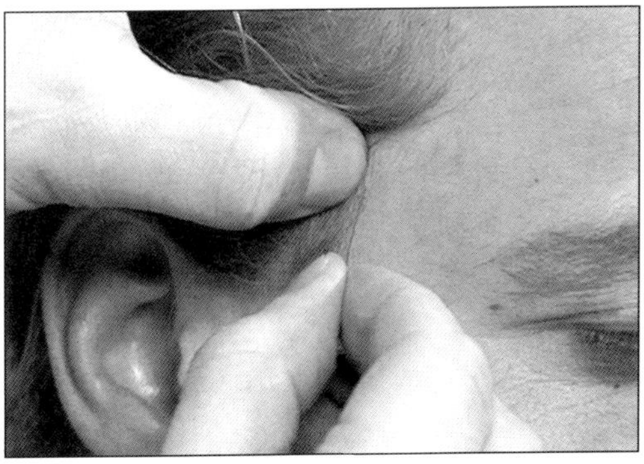

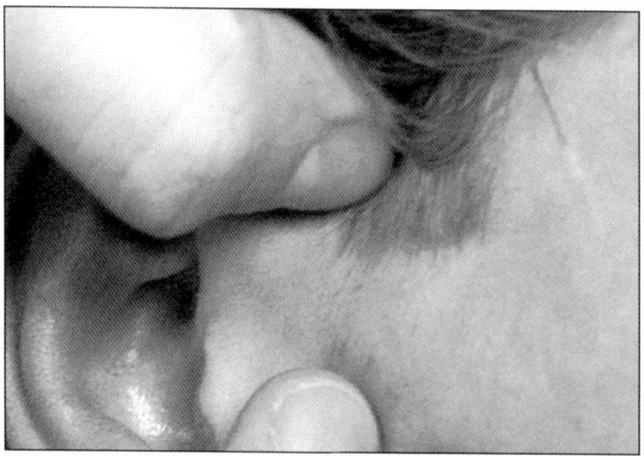

Punktsuche Nierenpunkt
Aufsuchen und Palpation des YPSILON-Punktes Niere präaurikulär kranial des YPSILON-Punktes Blase.

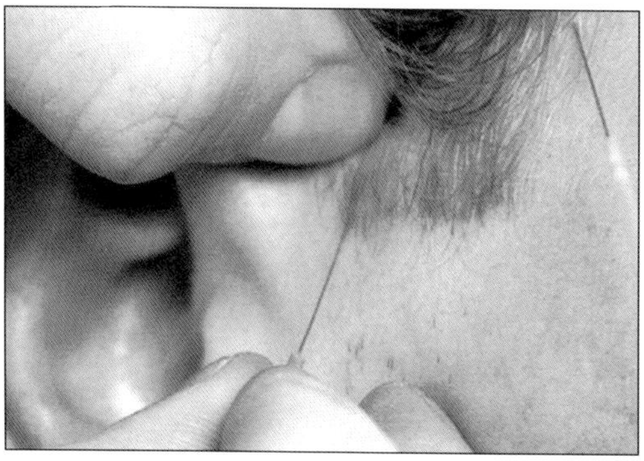

Punktion Nierenpunkt
Punktion des YPSILON-Punktes Niere.

Bauchdeckendiagnostik

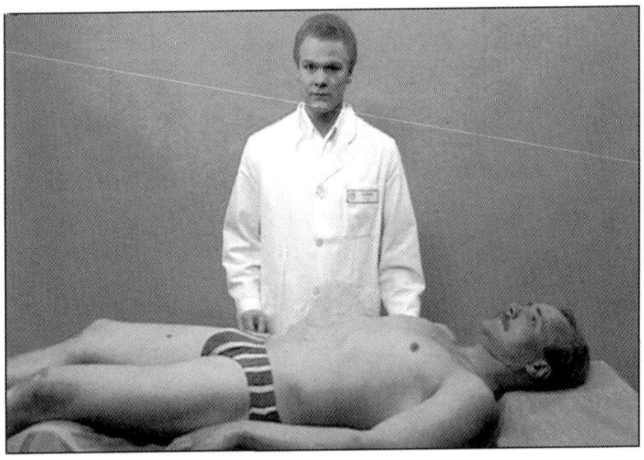

Lagerung

Zur Bauchdeckendiagnostik sollte der Patient bequem liegen, damit die Muskulatur der Bauchdecke entspannt ist: Der Kopf liegt leicht erhöht, die Knie auf einer Rolle und die Arme ruhen beidseits am Körper.

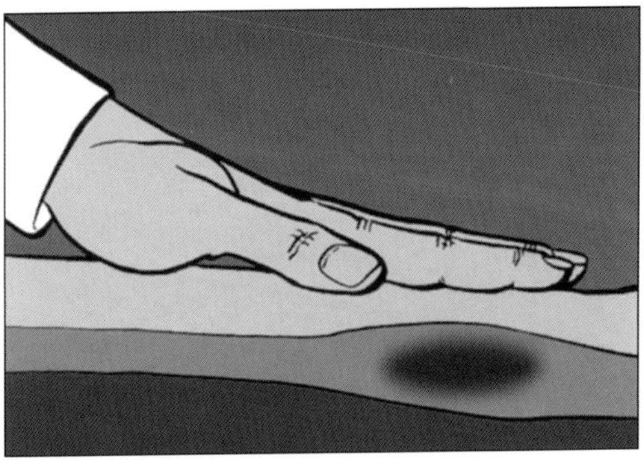

Palpationstechnik

Eine druckschmerzhafte Verspannung/Verhärtung der Testzone signalisiert eine Störung des zugehörigen Meridians bzw. des entsprechenden „inneren Organs".
Mit einem oder zwei Fingern wird mit mäßigem Druck allmählich in die Tiefe palpiert bis der Patient Schmerzempfindlichkeit äußert oder sich die Zone als unempfindlich erweist.

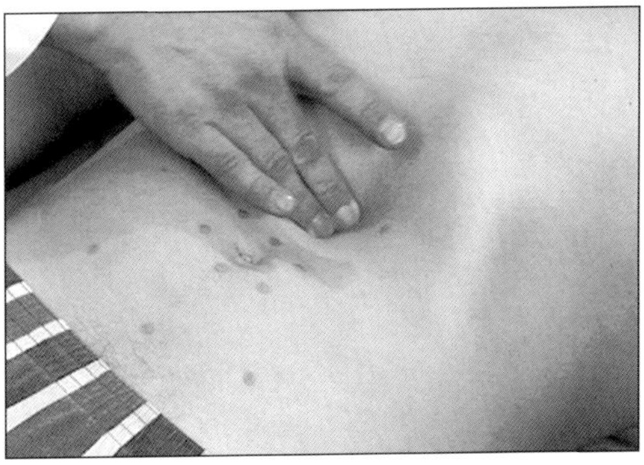

Palpation Perikard-/Kreislaufzone

In der Testzone – hier die Perikard-/Kreislaufzone – lassen sich Resistenzen ertasten, ausschlaggebend ist jedoch die Äußerung des Patienten, ob die Zone schmerzempfindlich ist.

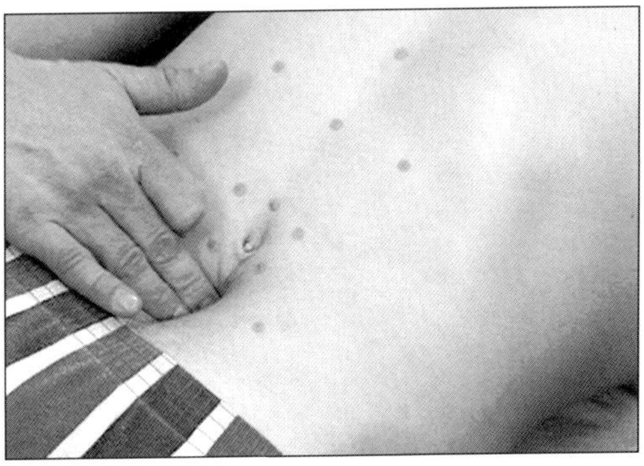

Palpation LWS-Zone

Die Zonen der Wirbelsäulenabschnitte werden vorsichtig paramedian palpiert, da sie im Vergleich zu den Meridian/Organzonen sehr schmal sind. Störungen der rechten Körperhälfte äußern sich rechts paramedian, Störungen der linken Körperhälfte entsprechend links paramedian.

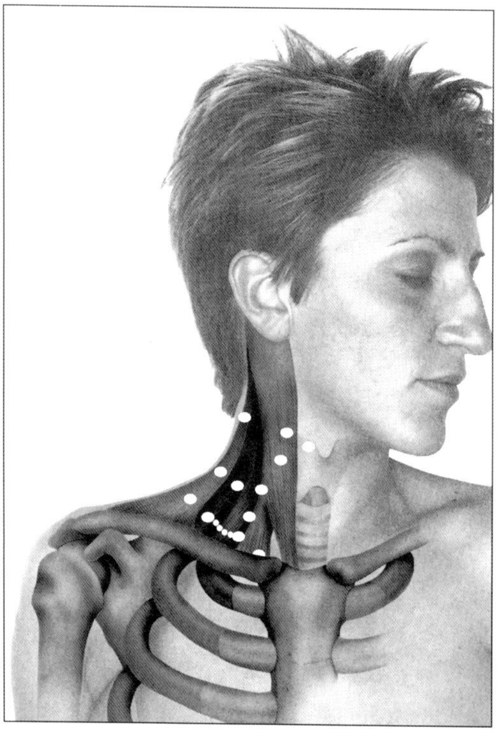

Halsdiagnostik

Topographie am lateralen Hals
Die Testzonen/-punkte der Halsdiagnostik lassen sich auffinden, indem man sich an der Clavicula und der oberflächlichen und tieferen Muskulatur des seitlichen Halses orientiert.
Je nach Lokalisation des Punktes erfolgt die Druckrichtung in die Tiefe oder an oberflächlichen Strukturen entlang (siehe Pfeilrichtung).

(Grafik mit freundlicher Genehmigung des Springer Verlags, Heidelberg, aus P. P. Raj et al: Illustrated Manual of Regional Anaesthesia, 1988)

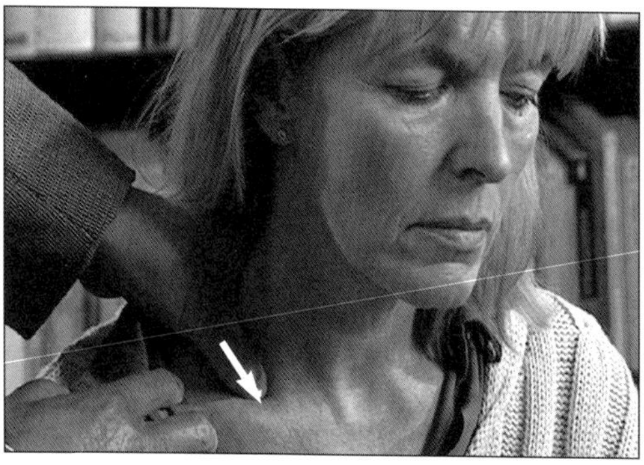

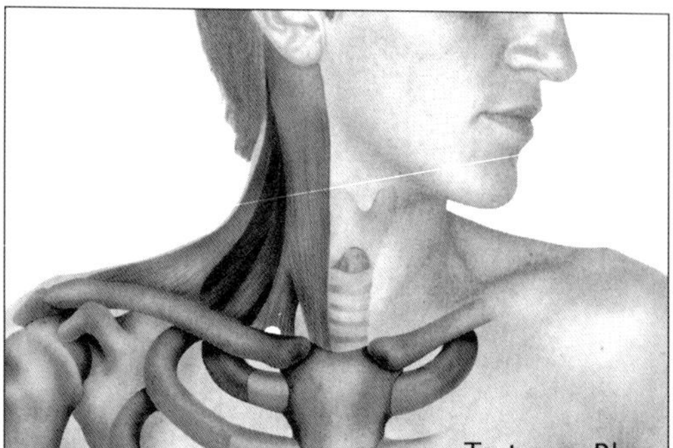

Testzone Blase

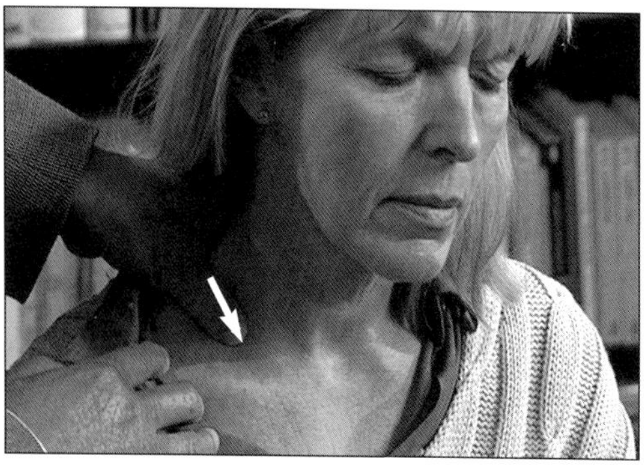

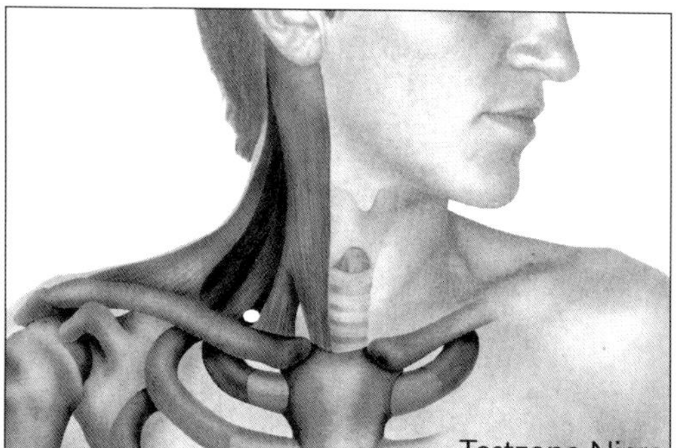

Testzone Niere

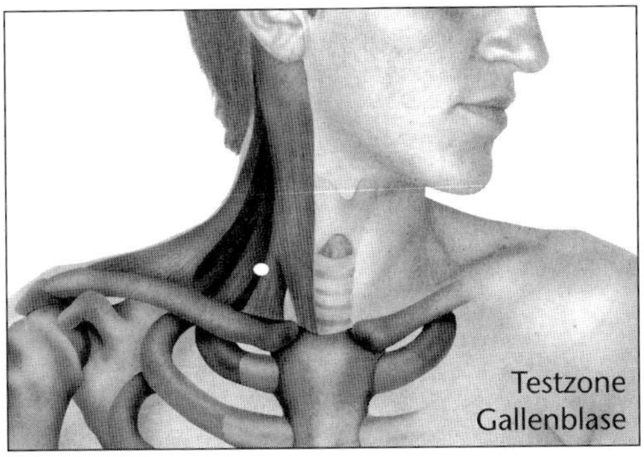
Testzone Gallenblase

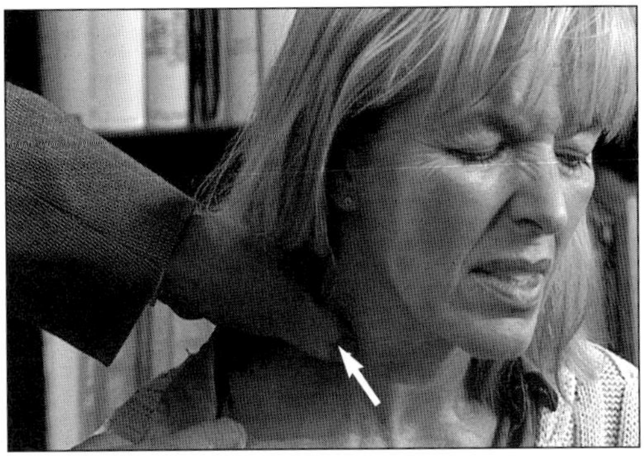

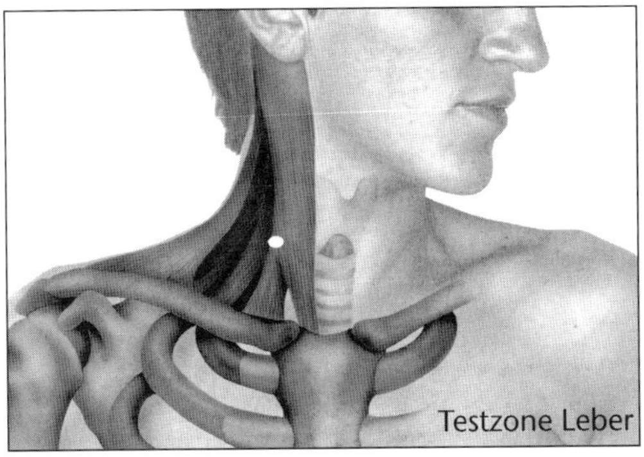
Testzone Leber

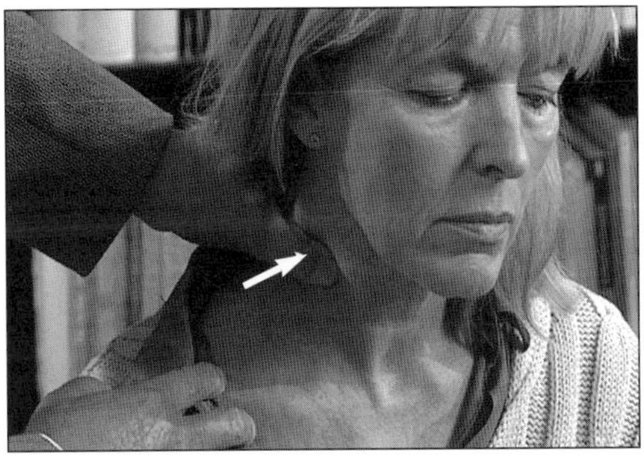

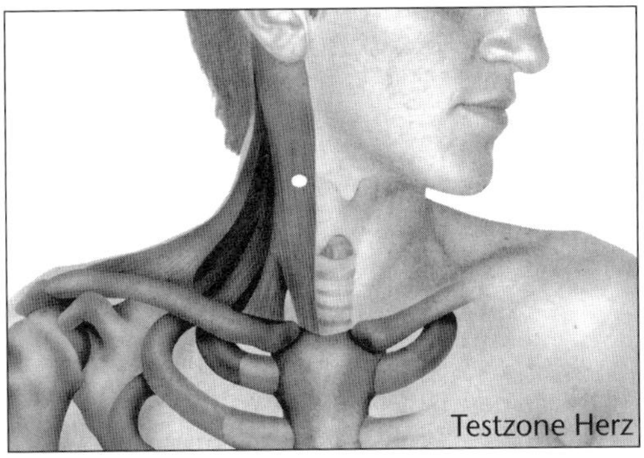
Testzone Herz

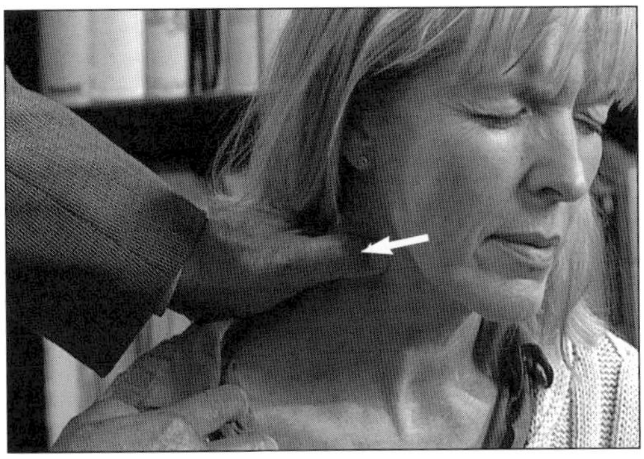

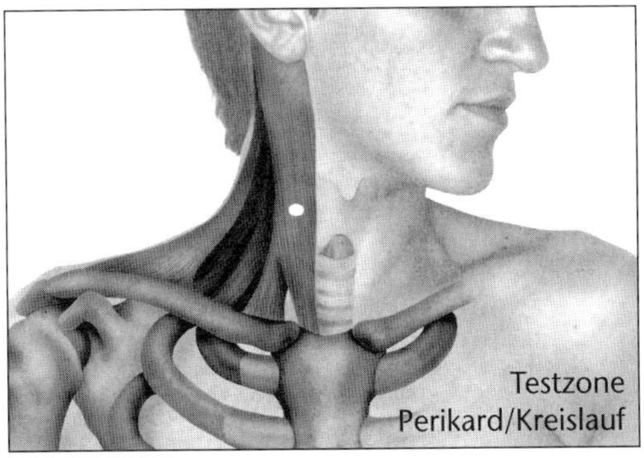
Testzone Perikard/Kreislauf

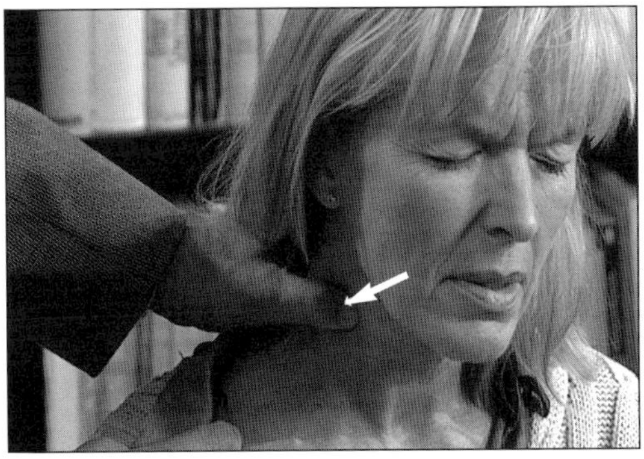

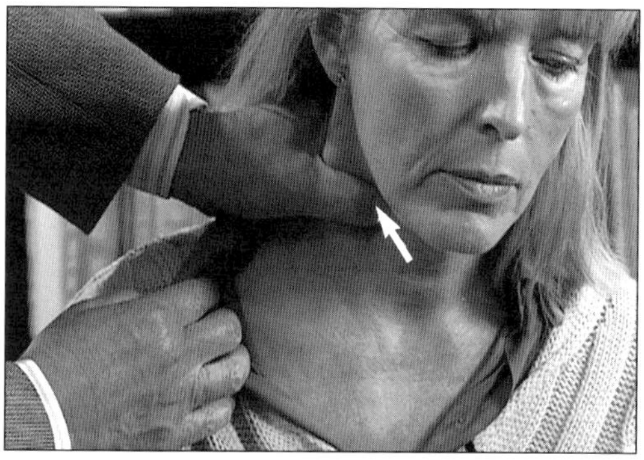

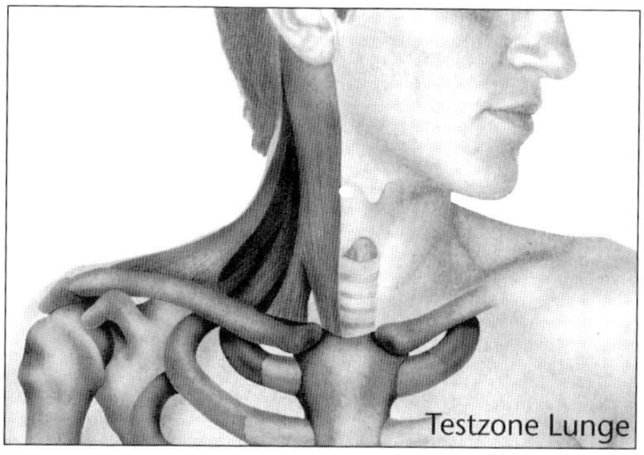

Testzone Lunge

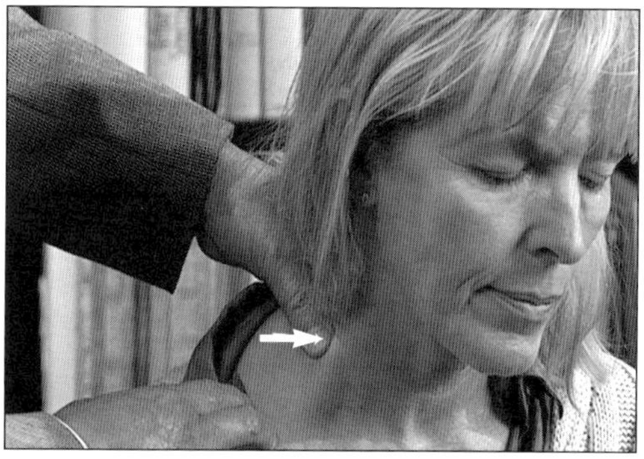

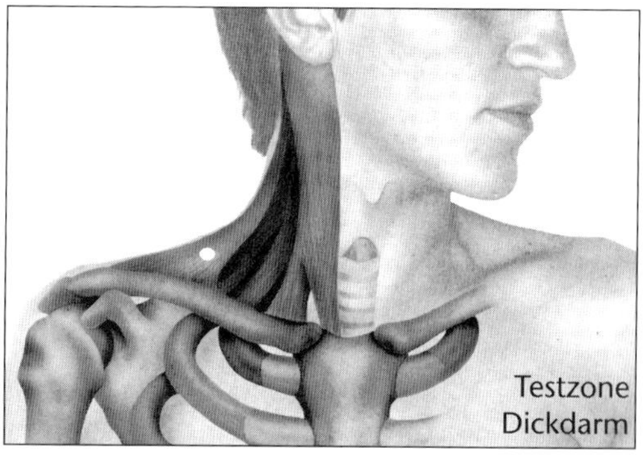

Testzone Dickdarm

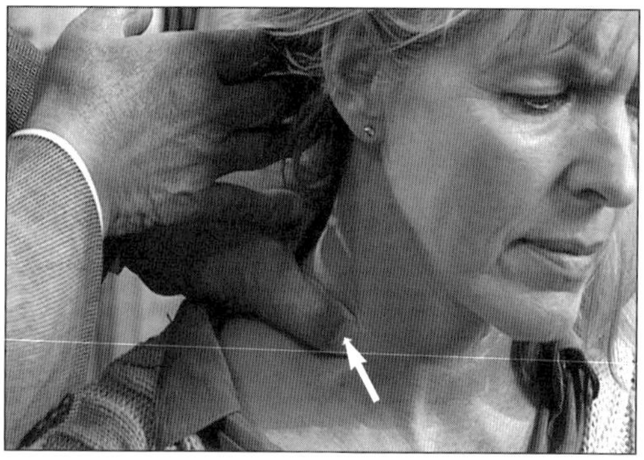

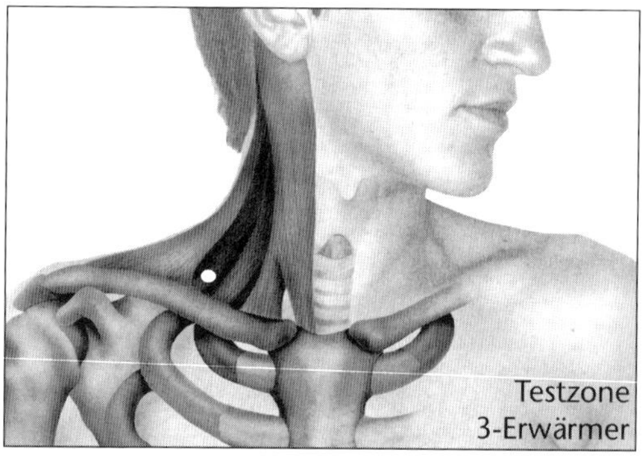

Testzone 3-Erwärmer

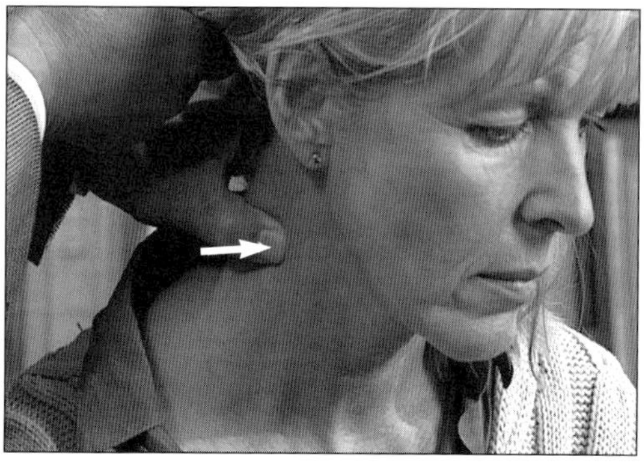

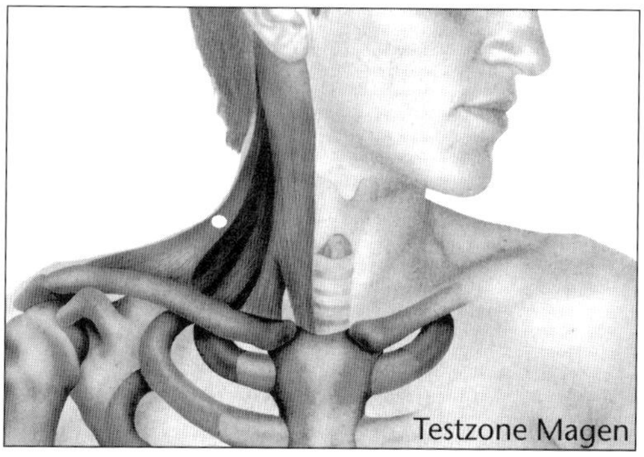

Testzone Magen

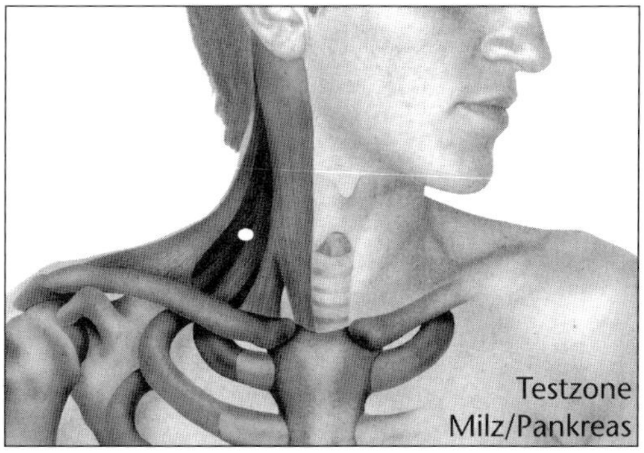
Testzone Milz/Pankreas

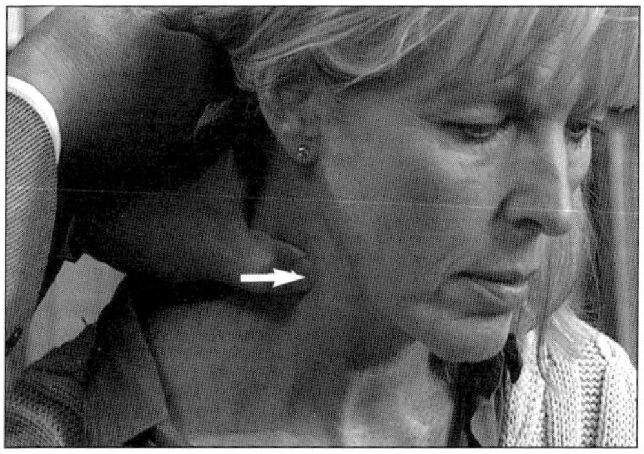

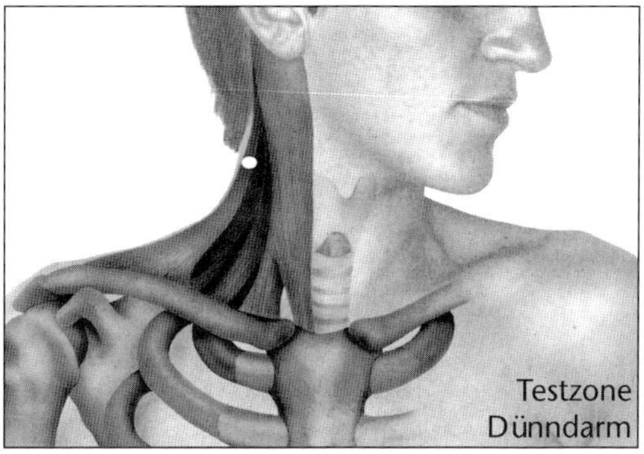
Testzone Dünndarm

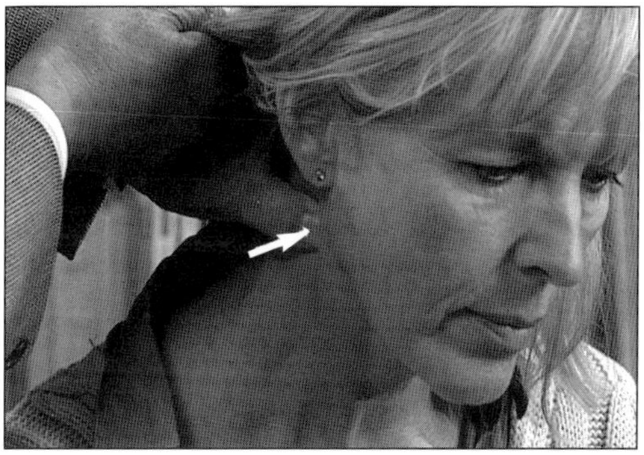

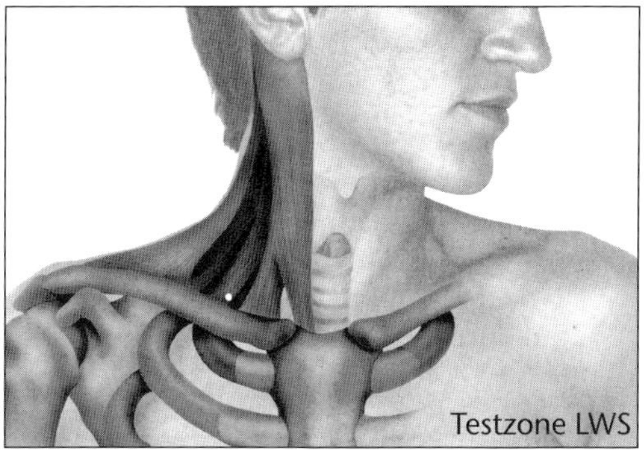
Testzone LWS

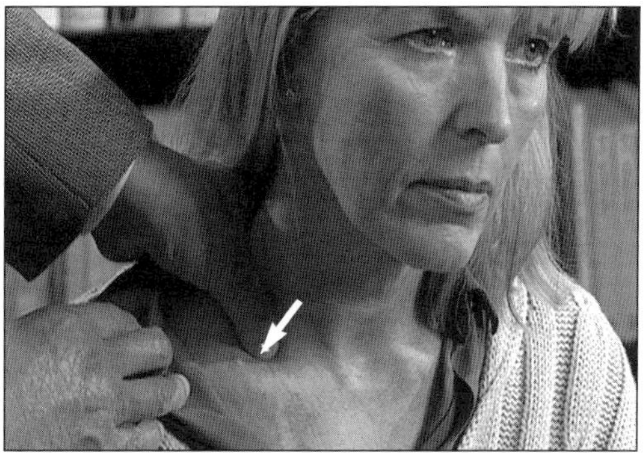

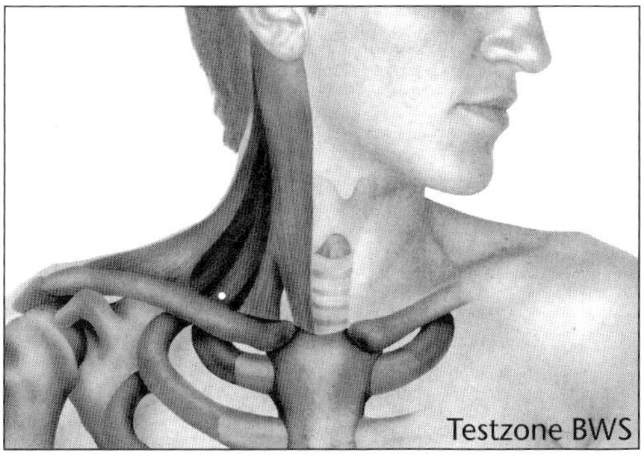
Testzone BWS

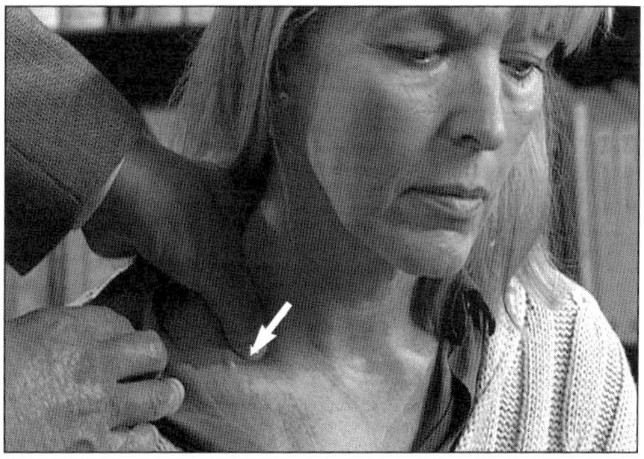

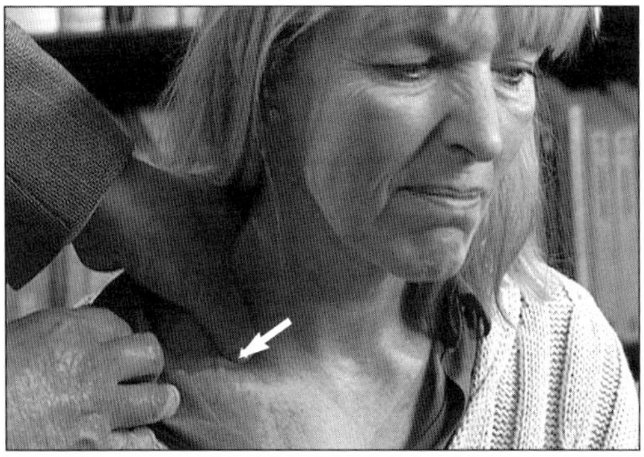

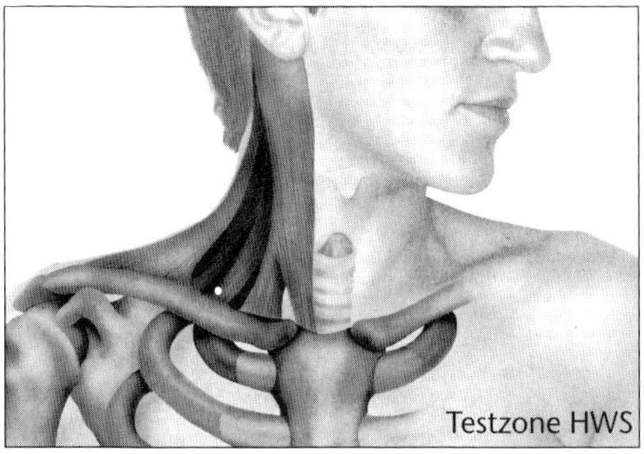
Testzone HWS

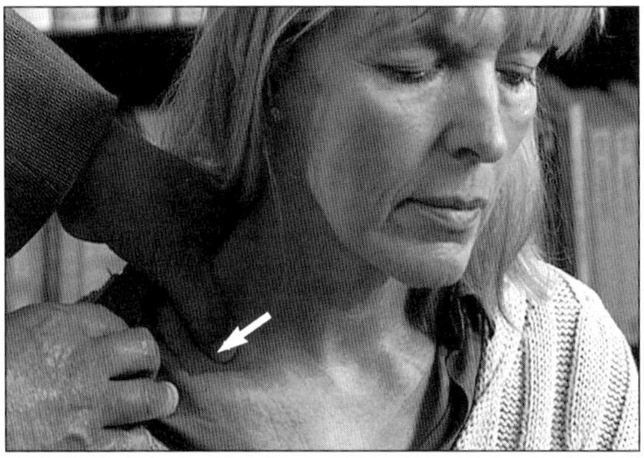

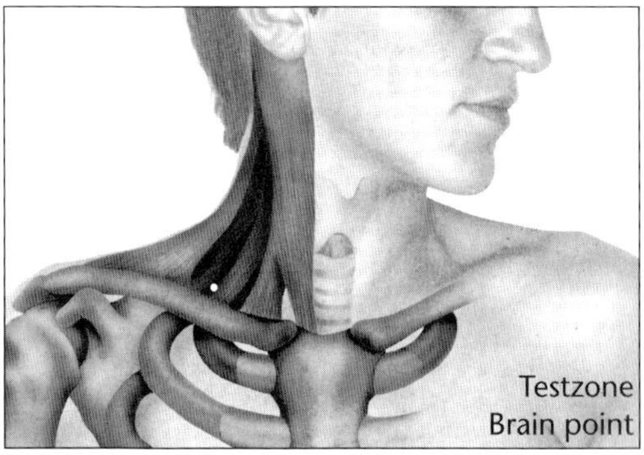
Testzone
Brain point

1 Blase
2 Niere
3 Gallenblase
4 Leber
5 Herz
6 Perikard/Kreislauf
7 Lunge
8 Dickdarm
9 3-Erwärmer
10 Magen
11 Milz/Pankreas
12 Dünndarm
13 LWS
14 BWS
15 HWS
16 Brain point

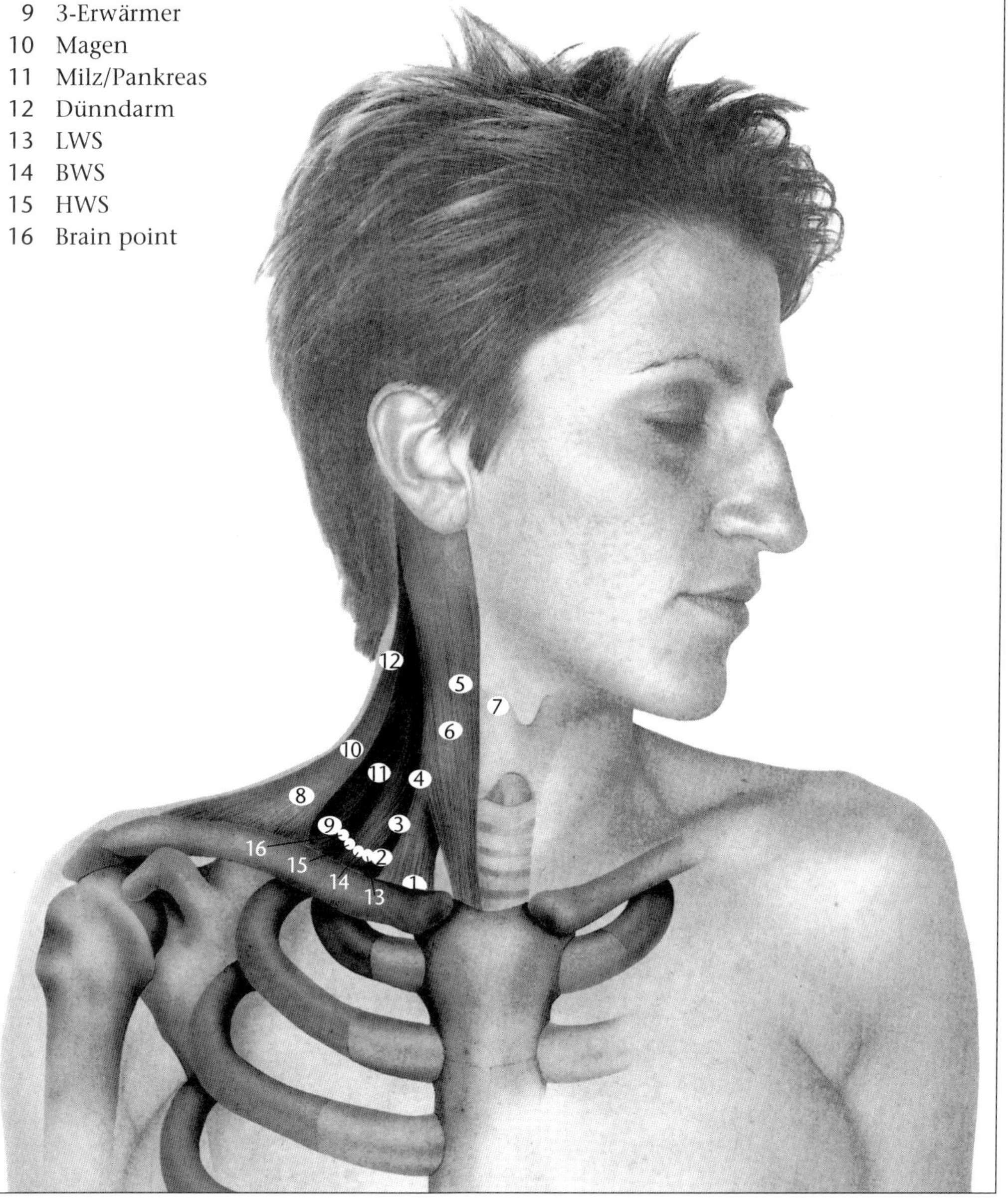

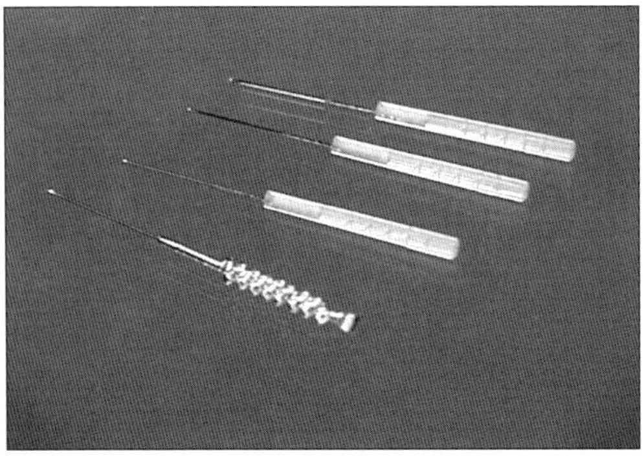

Punktbehandlung

Nadelarten/Stichtechnik

Nadelarten

Für die Schädelakupunktur werden dünne, gering traumatisierende Einmalnadeln aus Stahl verwendet. Die verwendeten Akupunkturnadeln sollten bezüglich Länge und Stärke für eine Palpation und genaue Punktion der YNSA-Punkte in den verschiedenen Gewebestrukturen (Haut, Muskulatur, Periost) geeignet sein. Bewährt haben sich Nadeln mit einer Länge von 3 cm und einem Durchmesser von 0,2 – 0,3 mm.

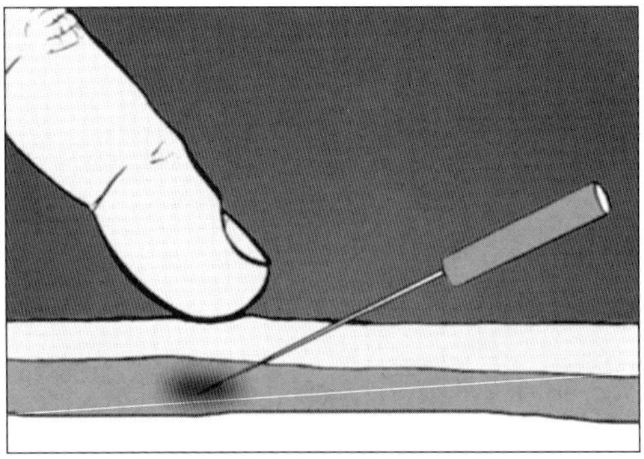

Stichtechnik

Die BASIS-Punkte und YPSILON-Punkte werden nach der Punktlokalisation mit der gleichen Stichtechnik akupunktiert.

- Mit der Fingerkuppe oder dem Fingernagel die Resistenz ertasten und fixieren.
- Die Nadel ca. 3 – 4 mm neben dem Punkt schräg aufsetzen.
- Die Nadel nach Durchstoßen der Haut bis ins Zentrum der Resistenz – der Very-Point wird evtl. durch eine Äußerung des Patienten angezeigt – vorschieben, ggf. bis an das Periost.

Punktbehandlung am Beispiel der C-Zone

Punkt lokalisieren

In der C-Zone durch streichende Bewegungen mit der Fingerkuppe oder dem Fingernagel den empfindlichen Punkt (die Resistenz) ertasten und fixieren.

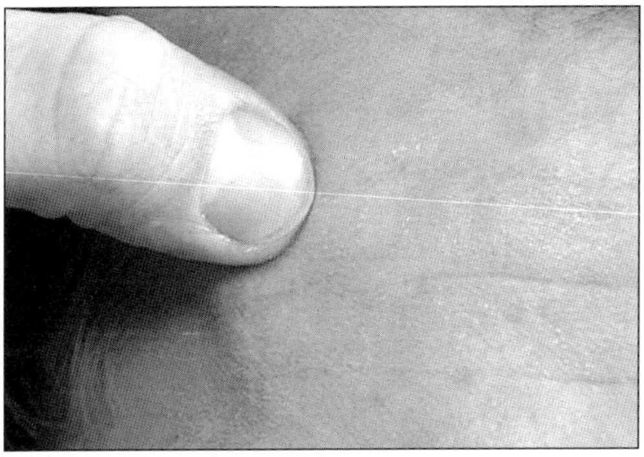

Nadel ansetzen

Die Nadel wegen der schräg verlaufenden C-Zone 3 – 4 mm schräg unterhalb des empfindlichen Punktes ansetzen.

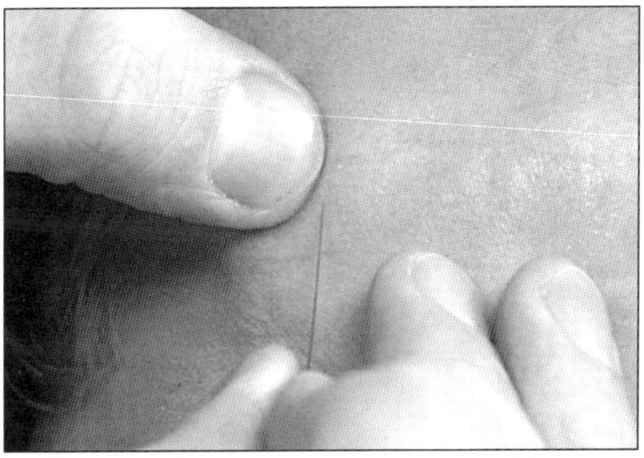

Einstechen

Patienten tief einatmen lassen und beim tiefen Ausatmen Nadel in die Resistenz/Druckdolenz unter dem fixierenden Finger einstechen.

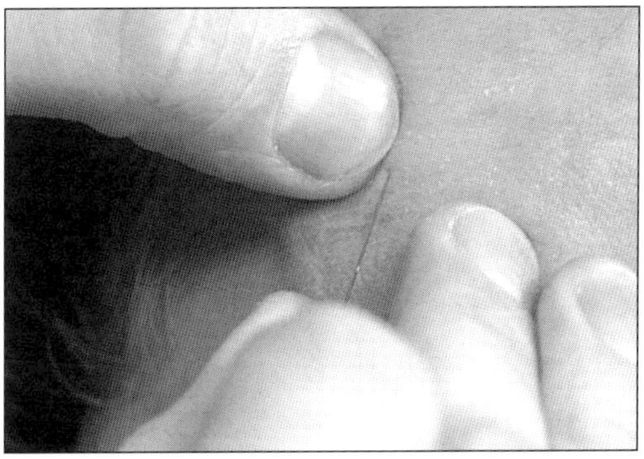

Very-Point-Suche

Mit der Nadelspitze im empfindlichen Punkt das Punctum maximum (Very-Point) aufsuchen und die Nadel evtl. bis an das Periost vorschieben.

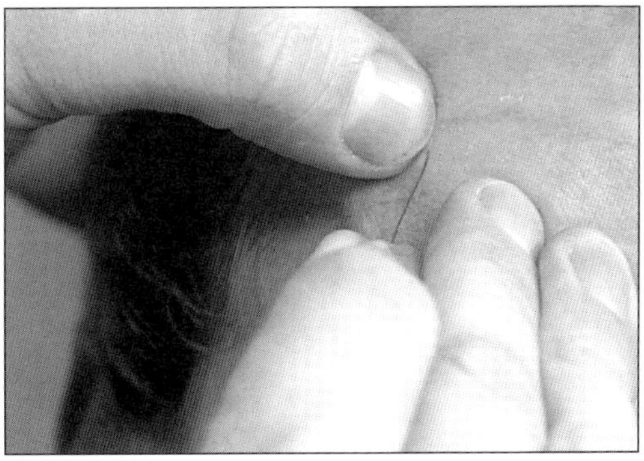

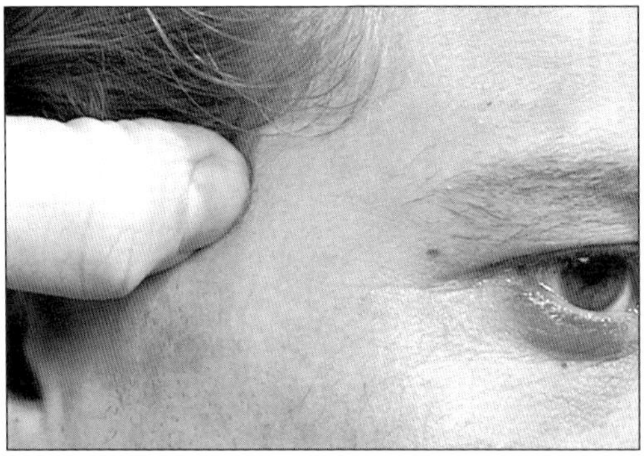

Punktbehandlung am Beispiel der D-Zone

Punkt lokalisieren/fixieren

In der D-Zone durch streichende oder kreisende Bewegungen mit der Fingerkuppe oder dem Fingernagel den empfindlichen Punkt (die Resistenz) ertasten (ausschlaggebend ist die Schmerzäußerung des Patienten) und fixieren.

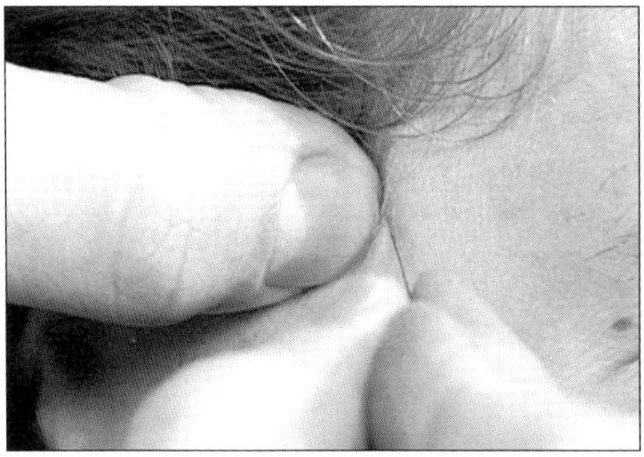

Nadel ansetzen

Die Nadel wegen der horizontal verlaufenden D-Zone 3 – 4 mm lateral des empfindlichen Punktes ansetzen.

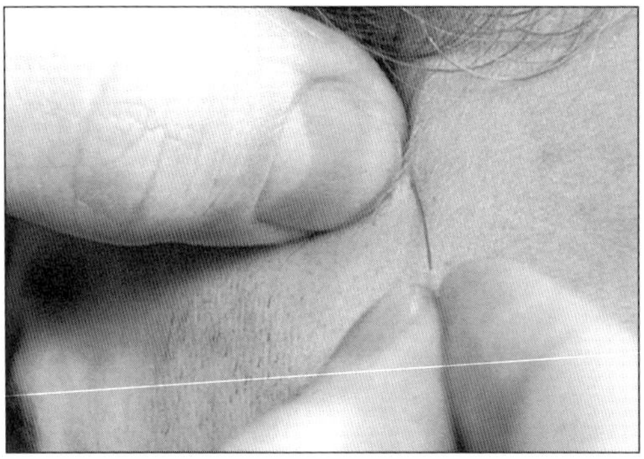

Einstechen

Patienten tief einatmen lassen und beim tiefen Ausatmen Nadel in die Resistenz/Druckdolenz unter dem fixierenden Finger einstechen.

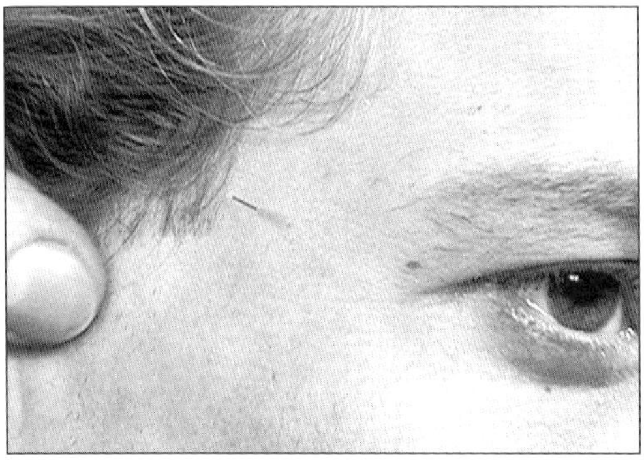

Very-Point-Suche

Mit der Nadelspitze im empfindlichen Punkt das Punctum maximum (Very-Point) in einer Tiefe von 3 – 10 mm aufsuchen.

Elektrostimulation

Die Elektrostimulation durch Anlegen eines niedrigen Stromes an die Akupunkturnadeln bedeutet eine zusätzliche Reizverstärkung. Es werden hierzu Elektroden direkt an den Nadelschaft oder ggf. an einen Metallgriff geklemmt.

Bei Schmerzsyndromen/zur Analgesie beträgt die Frequenz 3 – 8 Hz. Die Stromstärke muß individuell entsprechend der Empfindlichkeit des Patienten reguliert werden (mit niedriger Stärke beginnen und langsam steigern).

Beim Anschließen der Elektrode an die Nadel darauf achten, daß die Elektrode die Haut nicht berührt. Ggf. die Haut entsprechend isolieren.

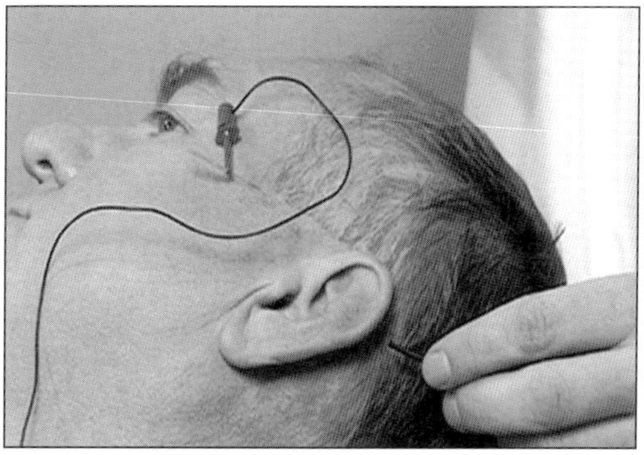

Die zweite Elektrode an eine weitere Nadel anklemmen und die Stimulation so dosieren, daß der Patient ein Kribbeln, möglichst aber keine Schmerzen verspürt.

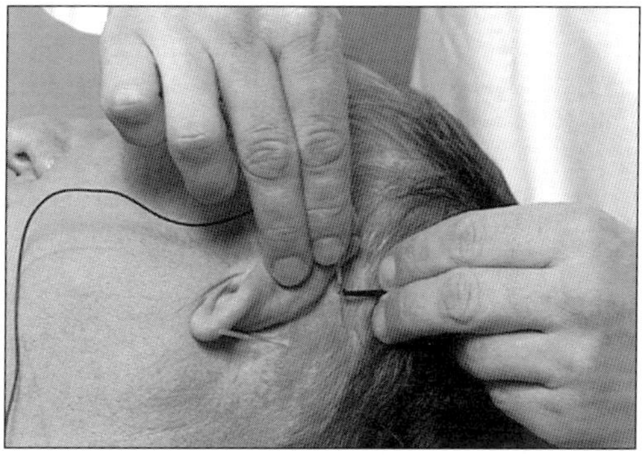

Die gesamte Behandlungsdauer umfaßt etwa 30 Minuten. Möglicherweise wird eine Dosiserhöhung während dieser Zeit notwendig, falls das Kribbel-Empfinden nachläßt.

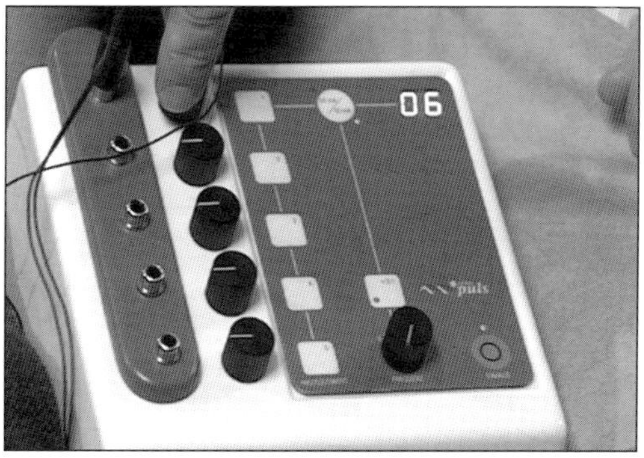

PuTENS

Bei Patienten mit „Nadelangst“ steht auch die punktförmige transkutane elektrische Nervenstimulation (PuTENS) als nicht-invasive Behandlungsmethode zur Verfügung.

Hierbei werden niederfrequente Hochvoltimpulse mit einer punktförmigen Aktivelektrode an die Irritationspunkte appliziert.
Die Behandlung erfolgt, wie auch bei der Nadelung, am entspannt liegenden Patienten.

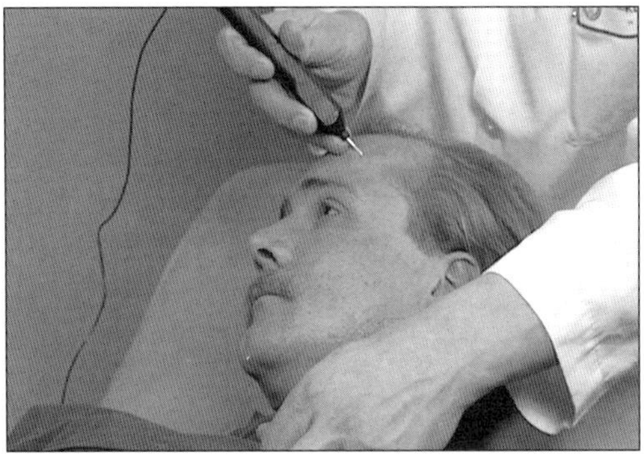

An den empfindlichen Punkten (hier der BASIS-Punkt C) erfolgt mit der ca. 1 – 2 mm durchmessenden und vorne abgerundeten Elektrodenspitze eine elektrische Reizung. Diese wird vom Patienten als Kribbeln, mitunter auch als ein intensives, sich ausbreitendes Wärmegefühl wahrgenommen.

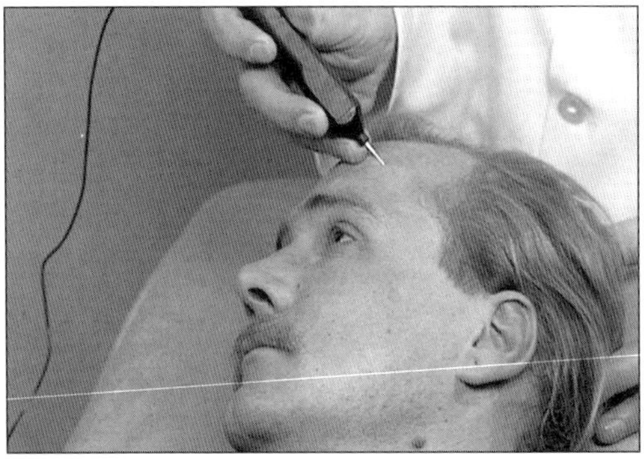

Reizstärke, Stimulationszeit und Behandlungsintervall sind abhängig von der Erkrankung:

Akute Erkrankungen:

- Frequenz 2 – 10 Hz
- Intensität stark (nicht schmerzhaft)
- Stimulationszeit 30 sek – 5 min
- 2 Behandlungen täglich.

Chronische Erkrankungen:

- Frequenz 10 – 20 Hz und höher (je nach Patient)
- Geringe Intensität
- Stimulationszeit 30 sek – 5 min
- 1 – 2 Behandlungen pro Woche.

⚠ Die Stromintensität sollte keine Schmerzen verursachen, es soll lediglich ein Kribbeln wahrgenommen werden.

Bei Patienten mit Herzschrittmachern sollte keine PuTENS-Anwendung erfolgen.

Soft-Laser-Therapie

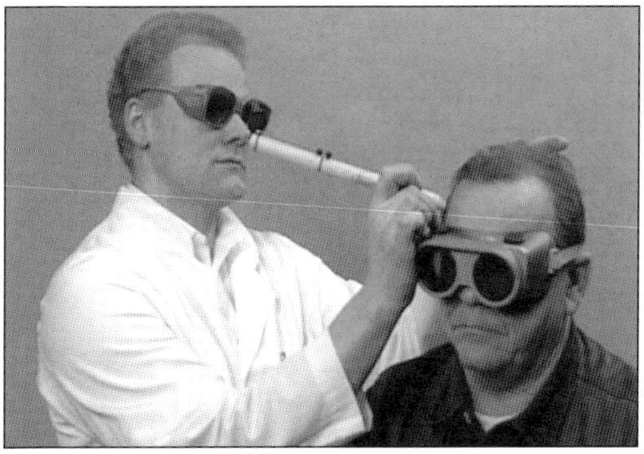

Die Lasertherapie stellt eine schmerzfreie Alternative zur Akupunktur dar. Am Schädel liegen die Reflexzonen oberflächlich und sind damit einer entsprechenden Therapie gut zugänglich. Es werden für die Schädelakupunktur Soft-Laser verwendet:
Helium-Neon-Laser: Wellenlänge ca. 632 nm
Infrarot Laser: Wellenlänge 820 – 904 nm.

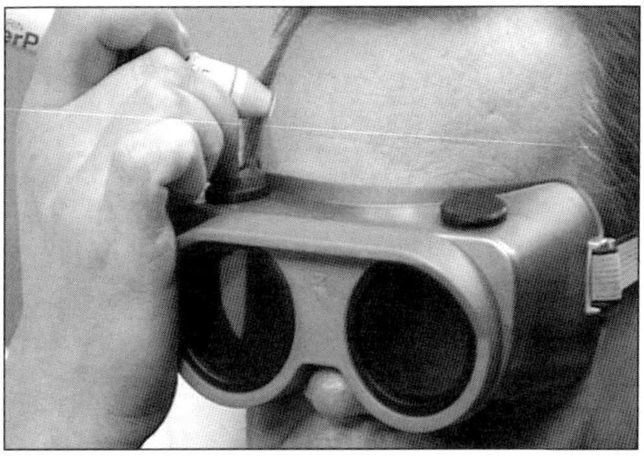

Die Laser-Therapie ist atraumatisch, schmerzlos und daher bei Kindern, bei ängstlichen und empfindlichen Patienten die Methode der Wahl.

Nach Aufsuchen der Irritationspunkte wird der Laser direkt senkrecht auf die empfindliche Zone aufgesetzt oder wenige Millimeter von der Haut entfernt gehalten.

Dosierung	**Behandlung(en) pro Woche**	**Behandlungsdauer pro Punkt [Sekunden]**	**Energie pro Punkt [mJ] (1J=Watt x Sekunde)**
Akute Erkrankungen	4-7	5-25	10-250
Chronische Erkrankungen	2-3	5-25	10-250

⚠ Patient und Therapeut sollten bei der Laser-Anwendung Schutzbrillen tragen, damit reflektierende Strahlen nicht in die Augen gelangen.

Die eingesetzten Laser sollten TÜV-geprüft und entsprechend der Med-GV zugelassen sein.

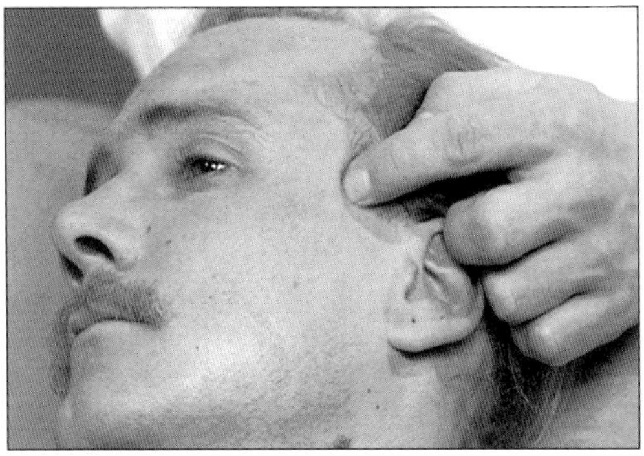

Akupressur

Um einen sanfteren Reiz zu wählen, können empfindliche Punkte auch mechanisch stimuliert werden. Außerdem kann der Patient angeleitet werden, die Akupressur selbständig anzuwenden.

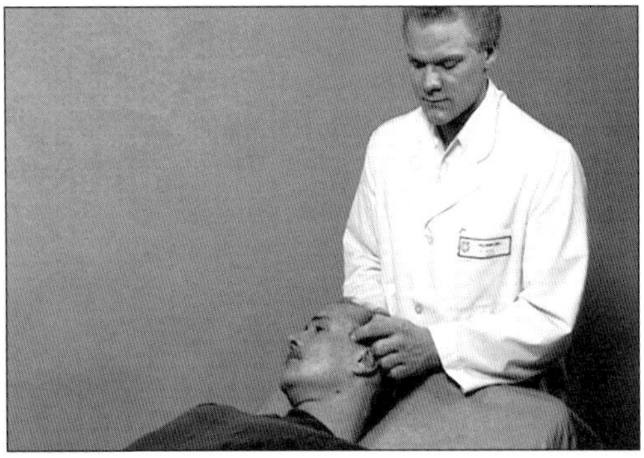

Durch kleine, kreisende Bewegungen mit leichtem Druck werden die empfindlichen Punkte mit der Fingerkuppe stimuliert.
Die Akupressur sollte bei akuten Erkrankungen bis zu zweimal täglich für jeweils 2 – 10 Minuten, bei chronischen Erkrankungen ein- bis zweimal in 14 Tagen für jeweils ca. 5 – 20 Minuten durchgeführt werden.

Eigene Notizen

Praktische Durchführung

Patientenvorbereitung

Wenn die Schädelakupunktur indiziert ist, erfolgt die Aufklärung des Patienten über das beabsichtigte therapeutische Vorgehen und den weiteren Verlauf der Behandlung. Angesprochen werden hierbei:

- Art, Stärke und Dauer der mit dem Einstich verbundenen bzw. zu erwartenden Schmerzen.
- Infektionsrisiko: Eine Infektion ist theoretisch denkbar, jedoch äußerst selten. Dieses Risiko wird vermindert durch die vorangehende gründliche Desinfektion und die Verwendung von sterilen, wenig traumatisierenden Einmalnadeln.
- Unmittelbar vor und drei bis vier Stunden nach der Behandlung sind keine anstrengenden Tätigkeiten oder Sportarten durchzuführen.
- Vegetative Reaktionen wie z.B. Müdigkeit nach der Behandlung sind möglich.
- Behandlungsdauer (Behandlung und Nachruhezeit jeweils von ca. 30 Minuten).
- Begleitmedikation: 12 – 24 Stunden vor Behandlungsbeginn sowie während der gesamten Behandlungsserie keine Einnahme von Narkotika (Schlafmittel, Alkohol, Drogen). Medikamente, die regelmäßig verabreicht werden (z.B. Insulin oder Kontrazeptiva) werden nicht abgesetzt.

Lagerung

Der Patient befindet sich während der Akupunktur in einer entspannten, liegenden Haltung. Nach der Behandlung sollte er etwa eine halbe Stunde in der Praxis nachruhen können.

Behandlungsdauer Behandlungsfrequenz

Behandlungsdauer und -intervalle richten sich im allgemeinen nach der Konstitution des Patienten und der Art der Erkrankung (akut/chronisch).

Behandlungsdauer

- In der Regel werden die Nadeln 15 – 45 Minuten belassen.
- Bei geschwächten oder älteren Patienten erfolgen kürzere Behandlungszeiten (5 – 15 Minuten).

Behandlungsintervalle

- Akute Erkrankungen werden je nach Bedarf alle zwei Tage bis zu zweimal täglich behandelt.
- Chronische Erkrankungen werden einmal wöchentlich oder alle zwei Wochen behandelt.

Behandlungsserien

- Sinnvoll sind Behandlungsserien von 6 –10 Behandlungen. Häufig tritt nach 2 – 4 Behandlungen eine Besserung der Beschwerden auf. Je öfter behandelt wird, um so länger wird in der Regel die beschwerdefreie Zeit.
- Die Abstände können dann bis zur Stabilisierung des Behandlungsergebnisses auf eine Behandlung pro Woche oder alle 14 Tage verlängert werden.
- Nach erzielter Beschwerdefreiheit können noch 2 – 3 Behandlungen durchgeführt werden.
- Bei Wiederauftreten der Beschwerden oder chronischen Erkrankungen sind in regelmäßigen Abständen erneute Behandlungsserien möglich.

Punktauswahl Therapiekonzept

Nach erfolgter Anamnese und klinischer Untersuchung ergeben sich bereits entscheidende Hinweise für die Therapie, da bei Vorliegen einer Erkrankung oder Störung des Körpers die korrespondierenden Schädelakupunkturpunkte empfindlich werden. Bei gegebener Indikation zur Therapie mit Schädelakupunktur erfolgt dann die Aufstellung eines Behandlungskonzeptes.
Bei einer Behandlung werden so wenig Nadeln wie möglich appliziert, manchmal kann auch eine einzige ausreichend sein.

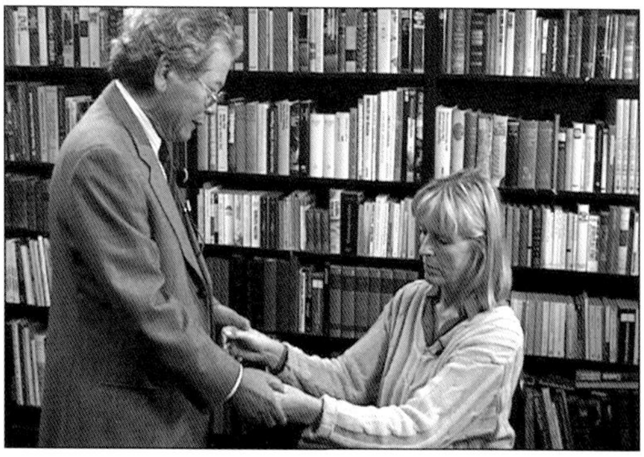

Lateralität

In der Regel werden bei akuten Störungen im Bereich einer Körperseite entsprechende aktive Punkte der *ipsilateralen* Schädelseite behandelt.
Bei *zentralen Lähmungen* wird *kontralateral* der Beschwerdesymptomatik behandelt.
Bei Störungen der „inneren Organe" im Sinne der TCM und Verwendung der Bauchdeckendiagnostik und der Halsdiagnostik zum Auffinden der zu nadelnden YPSILON-Punkte kann anhand der *Seitendifferenz der Schmerzempfindung der Körperakupunkturpunkte Di 4* für den oberen Körperbereich und *Ma 36* für den unteren Körperbereich die zuerst zu behandelnde Seite festgelegt werden.

Ist z.B. Di 4 rechts empfindlicher als links, sollte zuerst auf der rechten Seite genadelt werden.
Bei Verwendung der *Halsdiagnostik* werden die YPSILON-Punkte ipsilateral der untersuchten Halsseite behandelt.
Bei gänzlich *unklarer Lateralität* erfolgt die Untersuchung beider Schädelseiten nach empfindlichen Punkten und ggf. die Behandlung beidseitig.

⚠ Bei der Trigeminusneuralgie am Anfang stets kontralateral behandeln, da bei ipsilateraler Behandlung ein Anfall ausgelöst werden kann.

Komplikationen

Kollaps

Bei empfindlichen Patienten kann bei der Nadelung eine vagovasale Kreislaufreaktion eintreten. Aus diesem Grund sollte die Schädelakupunktur bevorzugt beim liegenden Patienten durchgeführt werden.

Infektion

Bei unsauberer und unsachgemäßer Durchführung besteht das Risiko einer Infektion.

Erstverschlimmerung

Selten kann eine Erstverschlimmerung der Beschwerdesymptomatik auftreten. Diese klingt nach kurzer Zeit wieder ab. Die Patienten sind über diese Möglichkeit aufzuklären, um einer unnötigen Beunruhigung vorzubeugen. Desweiteren deutet eine Erstverschlimmerung auf einen richtigen therapeutischen Ansatz, aber einen zu stark gewählten Applikationsreiz hin.

Therapiehindernisse Therapieversager

Auch bei korrekter Indikationsstellung kann der gewünschte Behandlungserfolg ausbleiben. Mögliche Gründe hierfür können sein:

- Falsche Punktauswahl; nicht korrekt ausgeführte Akupunktur
- Vorliegen von Störfeldern nach Huneke (chronische Entzündungen, Narben)
- Zustand nach neurochirurgischen Eingriffen am ZNS
- Psychische und physische Erschöpfungszustände.

Eigene Notizen

Indikationen

Erkrankungen des Bewegungsapparats

Funktionelle Störungen

Neurologische Störungen

Weitere Anwendungen

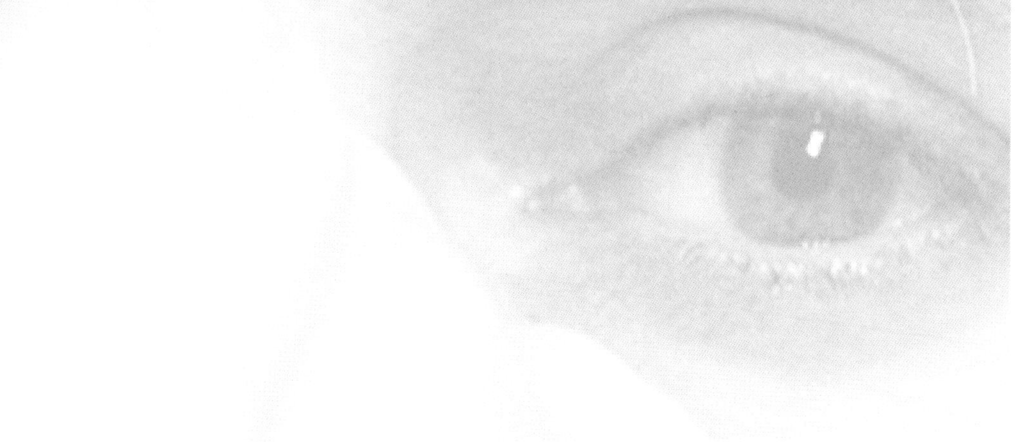

Erkrankungen des Bewegungsapparats

HWS-Syndrom

Unter dem Begriff HWS-Syndrom (auch Zervikalsyndrom) werden Beschwerden subsumiert, die von der Halswirbelsäule ausgehen. Häufige Ursachen sind: Degenerative Veränderungen und chronische Fehlhaltungen mit muskulärer Asymmetrie (Beinlängendifferenz, ISG-Blockierung).

Klinik

Je nach Lokalisation ausstrahlende Schmerzen in Kopf, Nacken, Arm und Hand; plötzlich oder langsam auftretend, mit und ohne neurologische Ausfälle; Bewegungseinschränkung der HWS, hypertone Nackenmuskulatur, druckdolente Dornfortsätze.

Differentialdiagnose

Bandscheibenvorfall, Frakturen, rheumatische Erkrankungen, Tumore, Spondylitis, Spondylose, periphere Nervenläsionen, psychogene Faktoren.

Patient BASIS-Punkte

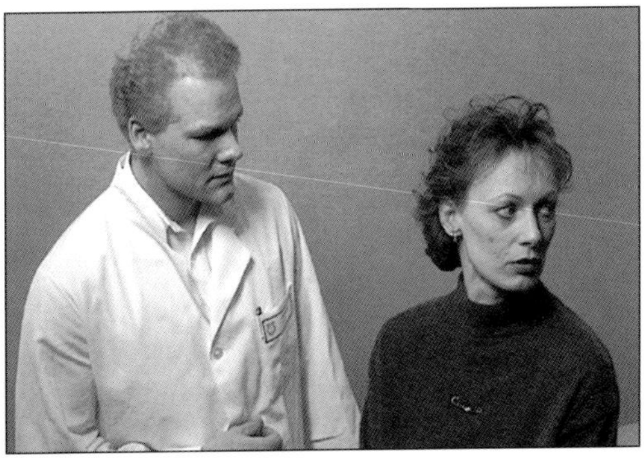

Patientenvorstellung

Die 36jährige Patientin stellte sich mit einem chronisch-rezidivierenden HWS-Syndrom vor, das sich akut verschlechtert hatte: Es bestand beidseits eine Rotationseinschränkung mit Schmerzausstrahlung bis in die Schultern. Auslöser für die Beschwerden war Kälte. Die orthopädische Diagnose lautete: Haltungsschäden. Die Patientin war schon früher mit Akupunktur behandelt worden, worauf sie stets mit einer Beschwerdelinderung nach wenigen Sitzungen ansprach.

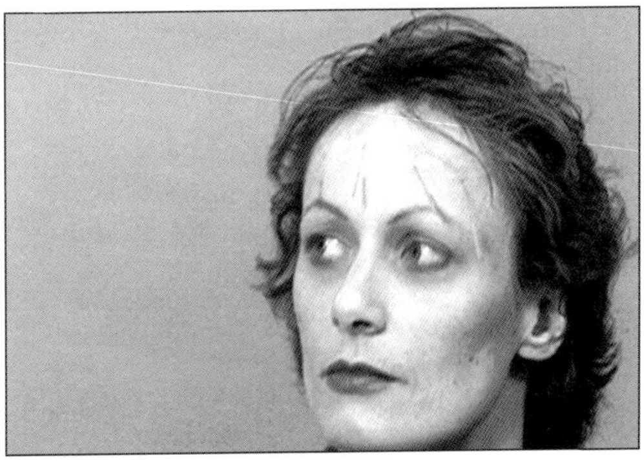

Punktübersicht Patient Basis-Punkte

Behandelt wurden folgende empfindliche Punkte:

- Frontaler BASIS-Punkt B beidseits
- Frontaler BASIS-Punkt C beidseits

Punktübersicht Modell Basis-Punkte

- Frontaler BASIS-Punkt B beidseits
- Frontaler BASIS-Punkt C beidseits

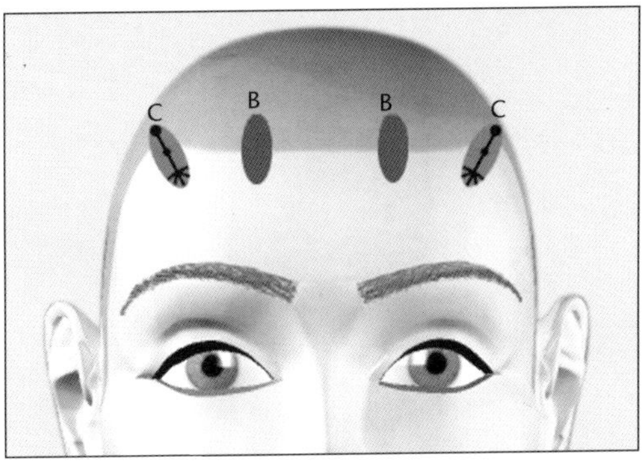

Behandlungsverlauf

Direkt nach Setzen der Nadeln traten eine Verbesserung der Bewegungseinschränkung und die Reduktion der Schmerzen fast bis zur vollständigen Schmerzfreiheit ein.
Für die weitere Therapie wurden die Fortsetzung der Akupunktur, kontinuierliche Krankengymnastik sowie Aufbautraining der Nacken-/Schultermuskulatur empfohlen.

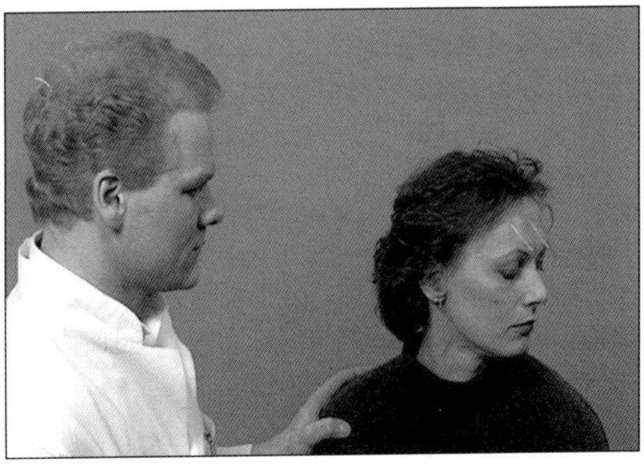

Patient YPSILON-Punkte

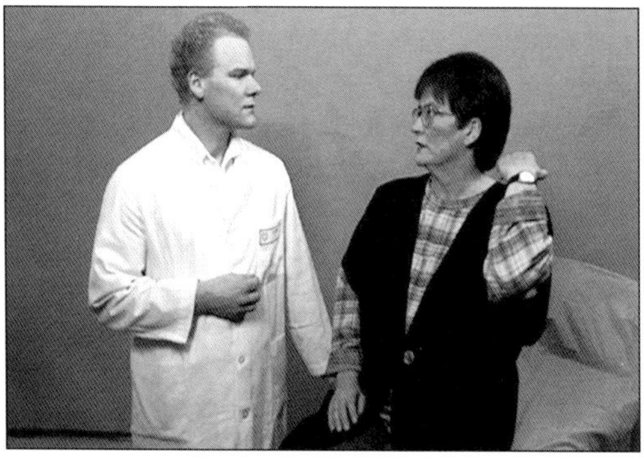

Patientenvorstellung

Die 58jährige Patientin stellte sich mit akuter Zerviko-Zephalgie mit Schwindelanfällen bei chronischem HWS-Syndrom vor. Die Beschwerden nahmen im Tagesverlauf zu und die Schmerzen strahlten bis in die rechte Hand und in den Hinterkopf aus. Weiter bestanden diverse degenerative Schäden aller Wirbelsäulenabschnitte (u.a. Schulter-Arm-Syndrom, degeneratives LWS-Syndrom bei schwerer Osteochondrose) und ein Z.n. Schleudertrauma. Außerdem berichtete die Patientin über häufige Nierenbecken- und Blasenentzündungen.

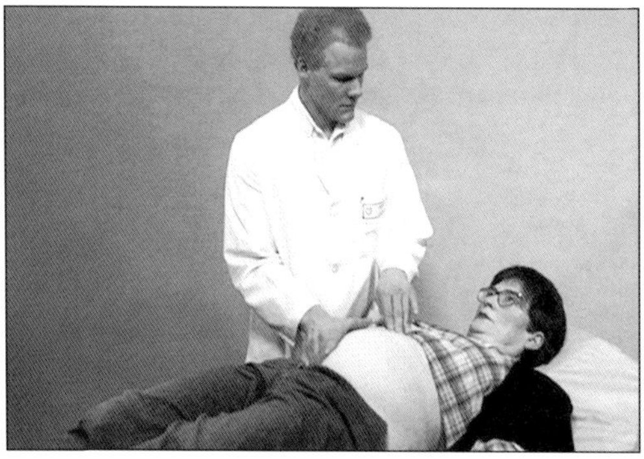

Bauchdeckendiagnostik Patient

Bei der Bauchdeckendiagnostik besonders empfindlich waren:

- Leberzone
- Nierenzone rechts

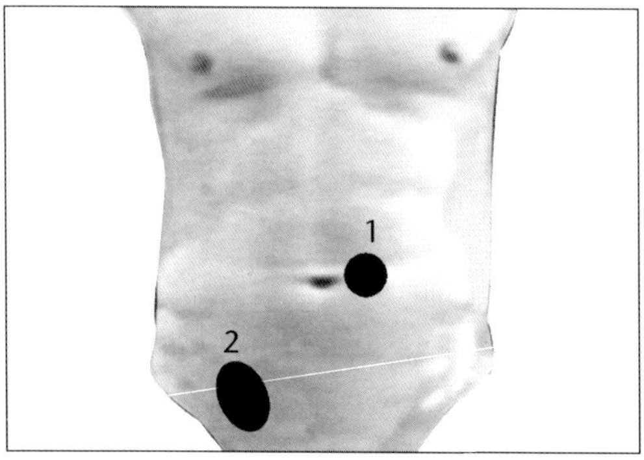

Bauchdeckendiagnostik Modell

- 1 Leberzone
- 2 Nierenzone rechts

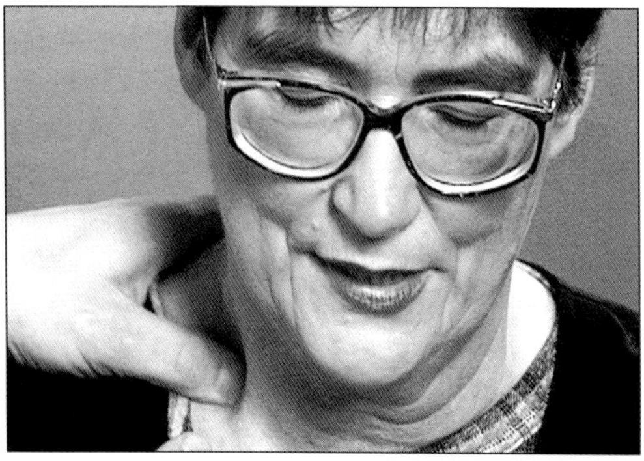

Halsdiagnostik Patient

Bei der Halsdiagnostik besonders empfindlich waren:

- Nierenzone rechts
- Gallenblasenzone

Halsdiagnostik Modell

- 1 Nierenzone rechts
- 2 Gallenblasenzone

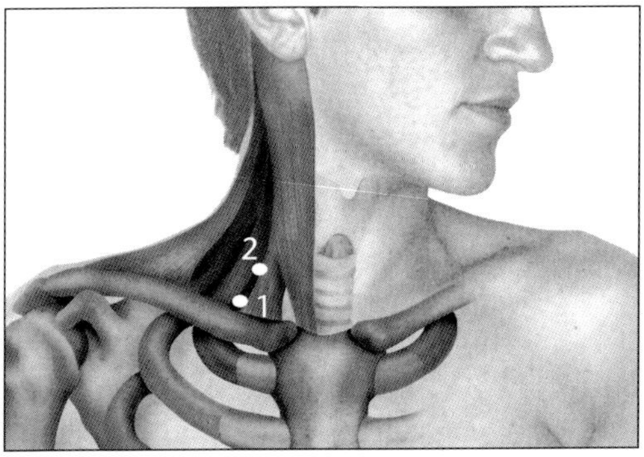

Blasenmeridian

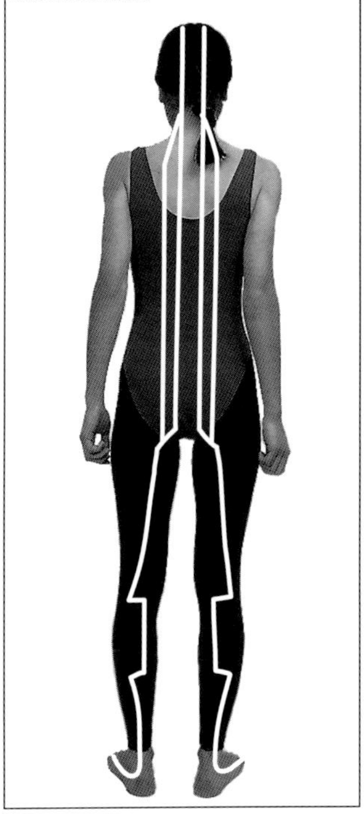

Gallenblasenmeridian

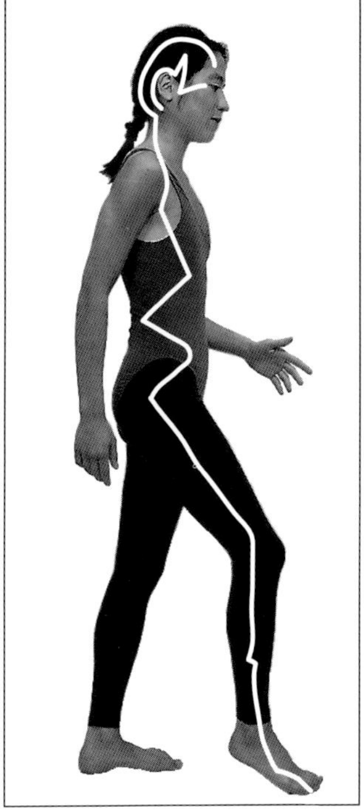

Nierenmeridian

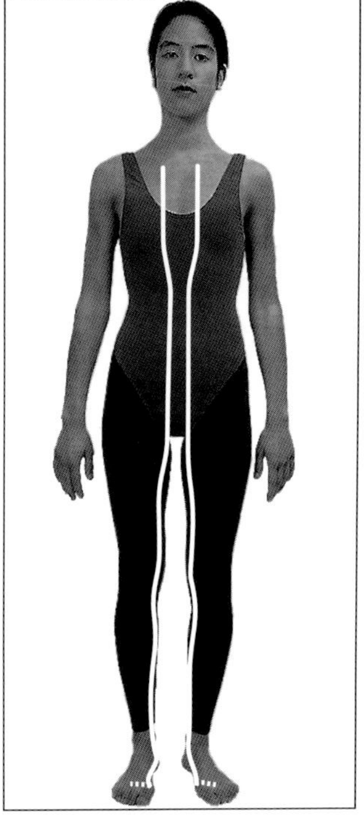

Punktübersicht Patient YPSILON-Punkte

Behandelt wurden folgende bei der Bauchdeckendiagnostik und Halsdiagnostik empfindliche Punkte:

- Frontaler Nierenpunkt rechts
- Frontaler Leberpunkt rechts
- Frontaler Gallenblasenpunkt rechts

Nach der Punktion waren alle Testzonen nur noch leicht druckempfindlich.

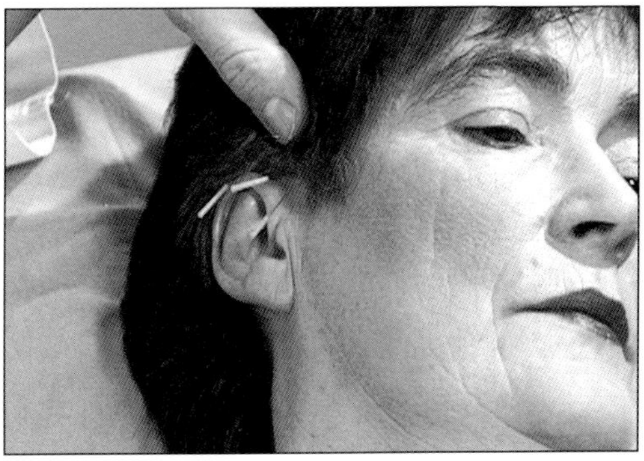

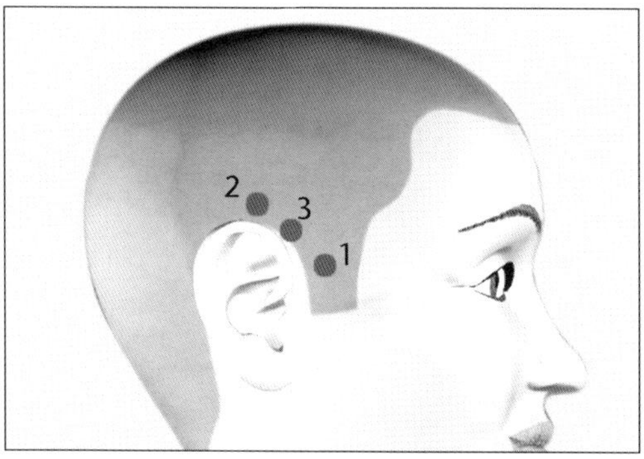

Punktübersicht Modell YPSILON-Punkte
- 1 Frontaler Nierenpunkt rechts
- 2 Frontaler Leberpunkt rechts
- 3 Frontaler Gallenblasenpunkt rechts

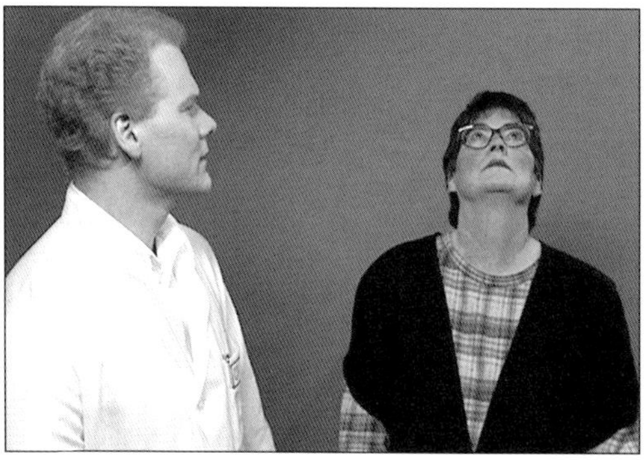

Behandlungsverlauf
Nach Abschluß der Behandlung mit Schädelakupunktur, Ohrakupunktur und adjuvanter Therapie war die Patientin auch über längere Zeiträume von 6 – 8 Wochen völlig beschwerdefrei; leichte Schmerzen traten nur noch bei starker Belastung auf.

Körperakupunktur

Bei akuten Beschwerden – Fernpunkte je nach Meridiandiagnostik:
Dünndarm – Blase (Tai Yang): Dü 3, Dü 6; Bl 60, Bl 62.
3-Erwärmer – Gallenblase (Shao Yang): 3E 5; Gb 34, Gb 39, Gb 41.
Dickdarm – Magen (Yang Ming): Di 4, Di 10, Di 11; Ma 36; MP 6.
Bei chronischen Beschwerden – Nahpunkte Bl 10, Bl 15; Gb 20, Gb 21; LG 13, LG 14; 3E 15; Dü 11, Dü 12, Dü 14.
Ggf. bei Druckdolenz Ma 30 und KG 2 (ableiten).

Ohrakupunktur

Organ- oder Korrespondenzpunkte: Punkte im Bereich der paravertebralen Muskulatur und der Wirbelkörper/HWS.
Analgetisch bzw. antiphlogistisch wirkende Punkte: Shen Men (55), Polster (29), Analgesiepunkt.
Vegetativ ausgleichende Punkte: Punkte im Bereich der vegetativen Rinne/HWS, Jérôme (29b), Vegetativum I (51), Vegetativum II (34).

Ausleitende Verfahren

Schröpftherapie (trocken oder blutig) bei Muskelhartspann der Nacken- und Schultermuskulatur, lymphabflußverbessernde Maßnahmen, Baunscheidt-Therapie über der paravertebralen Nackenmuskulatur, ggf. Cantharidenpflaster.

Neuraltherapie

Infiltration schmerzhafter Triggerpunkte der HWS- und Schulterregion; paravertebrale i.c.-, s.c.-, i.m.-Injektionen; Injektionen an die kleinen Wirbelgelenke; Herdsuche (Narben, Tonsillen, NNH); Stellatumblockade.

Progressive Muskelrelaxation nach Jacobson

Bei allen Arten von Schmerz- und Verspannungszuständen sinnvoll einsetzbar. Durch systematische aktive Muskelanspannung mit nachfolgender bewußter Entspannung Einstellung eines Normotonus der gesamten Körpermuskulatur.

Physikalische Therapiemaßnahmen

Bei akuten Schmerzzuständen Elektrotherapie: Ultrareizstrom, Interferenzstrom, Diadynamische Ströme, Ultraschall; Massage: Detonisierende Griffe wie Ausstreichungen, Zirkelungen im Bereich der Kopf- und Nackenmuskulatur; Bindegewebsmassage; Manuelle Therapie bei Vorliegen von Blockierungen oder Hypomobilität, bei Hypermobilität der Zervikalsegmente stabilisierende Übungen; Wärmeapplikation (Heiße Rolle, Fango); Körperwahrnehmungsschulung: Sensibilisierung für unphysiologische Bewegungsmuster (Übungsprogramme zur Bewältigung von alltäglichen motorischen Belastungen).

Homöo-, Phytotherapie

Beinwellwurzel, Arnikablüten, Harpagophytum, Fichtennadelöl (extern).
Präparate: Symphytum Spl., Lymphdiaral Tropfen, Scrophularia Spl., Spondylose-Injektopas u. Vertebra-Cpl.-Injektionslösung.
Externa: Lymphdiaral Salbe, Hocura-Spondylose novo Salbe, Kytta Salbe.

Schulter-Arm-Syndrom

Undifferenzierter Sammelbegriff für eine Vielzahl verschiedener Beeinträchtigungen des Schultergelenkes. Unterscheidung je nach betroffener Struktur. Weichteile: Kapsel-, Sehnen-, Bänder- und Muskelbeteiligung (Bursitis, Tendinosen, Kontrakturen). Knöcherne Ursachen (Luxationen, Frakturen, Tumore), degenerative Erkrankungen. Unterscheidung nach Schmerzcharakteristik (akut, chronisch, Anlauf- oder Bewegungsschmerzen) und Art der Bewegungseinschränkung (Kapselmuster).

Klinik
Die Beschwerden richten sich nach der zugrunde liegenden Erkrankung. Bei der Schulterkontraktur durch Kapselschrumpfung („Frozen Shoulder“) findet sich eine schmerzhaft eingeschränkte aktive und passive Beweglichkeit im Sinne eines Kapselmusters. Hierbei ist die Außenrotation stärker eingeschränkt als die Abduktion. Bei der Periarthritis humeroscapularis sind Muskeln und Sehnen betroffen. Bei der Abduktion des Armes kommt es in der Horizontalen zu einer Schmerzauslösung, die bei weiterer Abduktion nachläßt ("Painful Arc").

Differentialdiagnose
Entzündungen, Infektionen, Traumata, Überlastungssyndrome; rheumatische Erkrankungen, degenerative Veränderungen; radikuläre Syndrome, Nervenkompressions-Syndrome, Durchblutungsstörungen, Projektionsschmerzen anderer Organe, Myokardinfakt, Gallenblasen- und Bronchialerkrankungen, Tumore.

Patient BASIS-Punkte

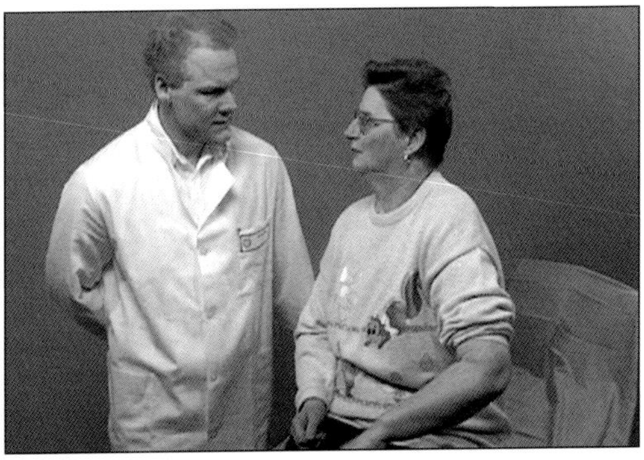

Patientenvorstellung

Die 55jährige Patientin litt seit 1974 an Beschwerden im linken Ellenbogen mit V.a. Periostitis; der Arm war kraftlos und es waren keine Zielbewegungen mehr möglich. Mehrmalige lokale Injektionen, Operationen und eine Strahlentherapie waren erfolglos. Ihr wurde nahegelegt, den „schmerzenden, nutzlosen Arm“ abnehmen zu lassen. Durch eine Fraktur des linken Radiusköpfchens und des rechten Handgelenks verstärkten sich die Schmerzen im gesamten, kaum aktiv oder passiv beweglichen Arm, zusätzlich bestand eine starke Hyperästhesie von der Schulter bis zum Ellenbogen. Der Patientin war schon seit längerem ein berührungsempfindliches Areal in der „Geheimratsecke“ aufgefallen.

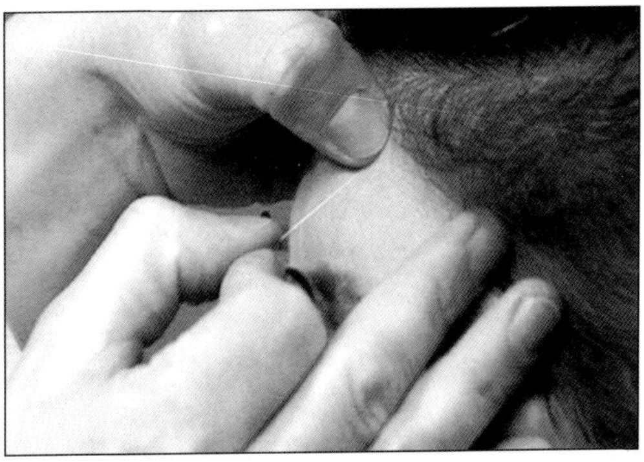

Punktübersicht Patient Basis-Punkte

Behandelt wurde folgender empfindlicher Punkt:

- Frontaler BASIS-Punkt C ipsilateral

Punktübersicht Modell Basis-Punkte

- Frontaler BASIS-Punkt C ipsilateral

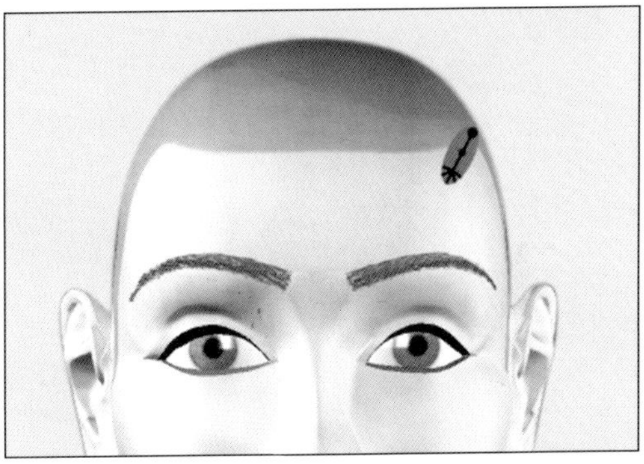

Behandlungsverlauf

Neben stationären schmerztherapeutischen Interventionen (Stellatumblockade, Axillaris-Blockade) konnte die Patientin durch regelmäßige Körper- und die besonders erfolgreiche Schädelakupunktur in den normalen Alltag integriert werden: Die Bewegungsminderung besserte sich deutlich (Abduktion jetzt bis 100° möglich), es war kein Ruheschmerz mehr vorhanden und nur noch ein minimaler Belastungschmerz.

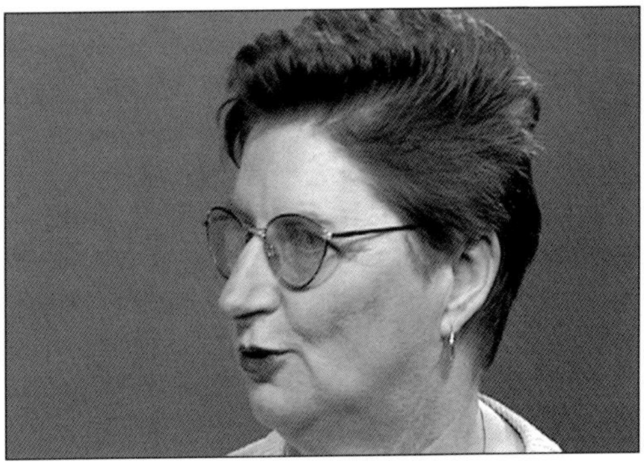

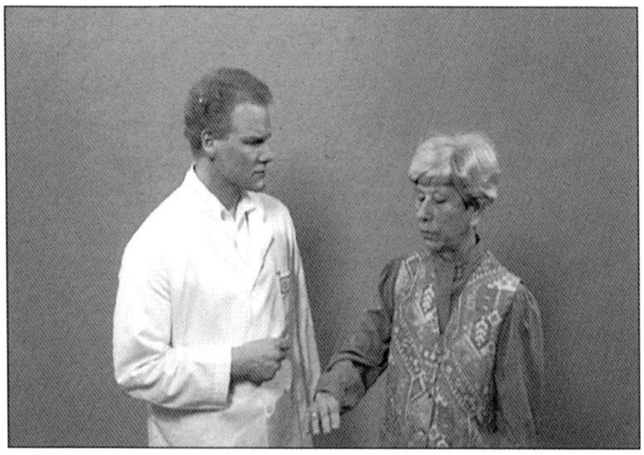

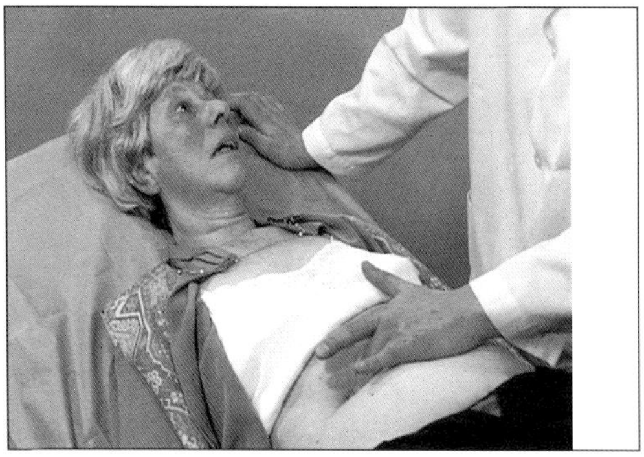

Patient YPSILON-Punkte

Patientenvorstellung

Die 68jährige Patientin war ein halbes Jahr zuvor auf die rechte Schulter gestürzt, litt seitdem an diffusen Schmerzen und stellte sich wegen akuter, von der Schulter bis in die Hand ausstrahlender reißend-stechender Schmerzen vor. Weitere Diagnosen waren Periarthropathia humeroscapularis links, Epicondylitis bds., Zerviko-Zephalgie bei Blockierungen C1/C2, degeneratives HWS-Syndrom, rez. Dorsalgien, ISG-Blockierung, Gonarthrose bds., Osteochondrose, Osteoporose.

Bauchdeckendiagnostik Patient

Bei der Bauchdeckendiagnostik besonders empfindlich waren:

- Gallenblasenzone
- Dünndarmzone

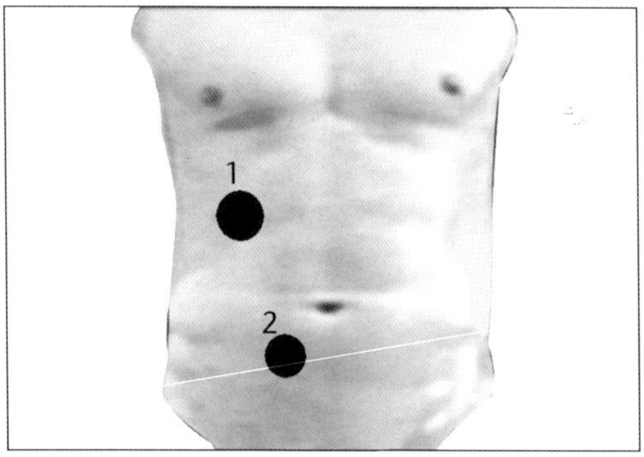

Bauchdeckendiagnostik Modell

- 1 Gallenblasenzone
- 2 Dünndarmzone

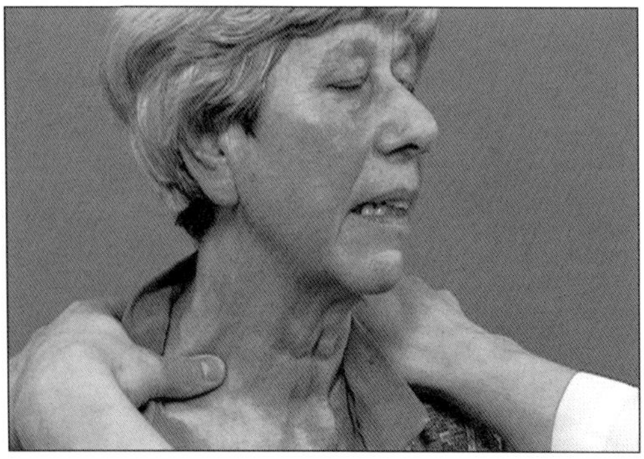

Halsdiagnostik Patient

Bei der Halsdiagnostik besonders empfindlich waren:

- Nierenzone
- Gallenblasenzone

Halsdiagnostik Modell

- 1 Nierenzone
- 2 Gallenblasenzone

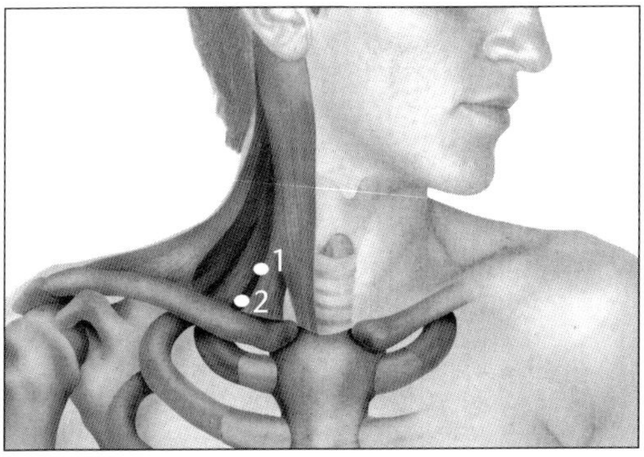

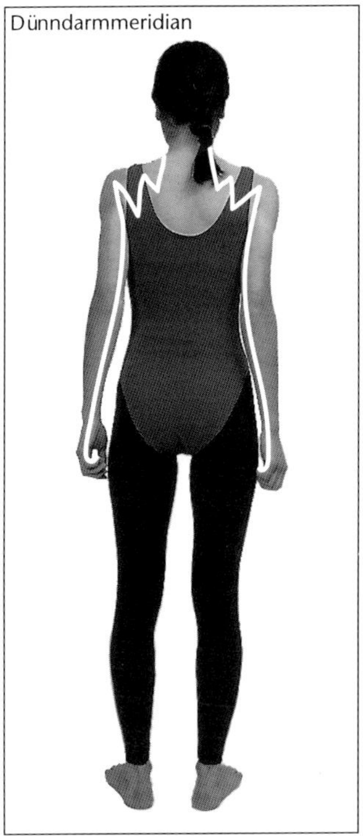

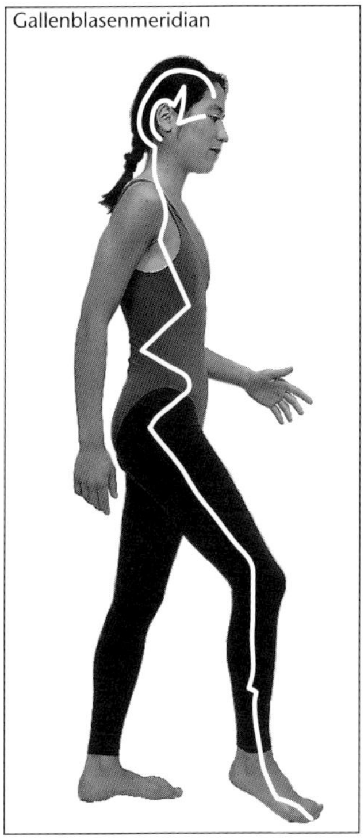

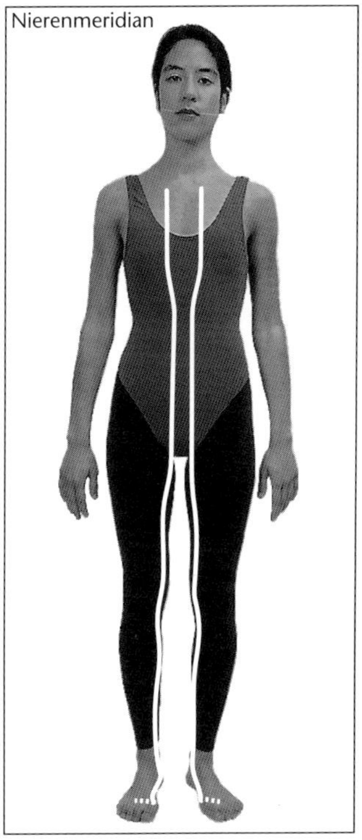

Punktübersicht Patient YPSILON-Punkte

Behandelt wurden folgende empfindliche Punkte:

- Frontaler Gallenblasenpunkt rechts
- Frontaler Dünndarmpunkt rechts
- Frontaler Nierenpunkt rechts

Nach der Punktion waren bei der Halsdiagnostik und der Bauchdeckendiagnostik sämtliche Testzonen kaum noch empfindlich.

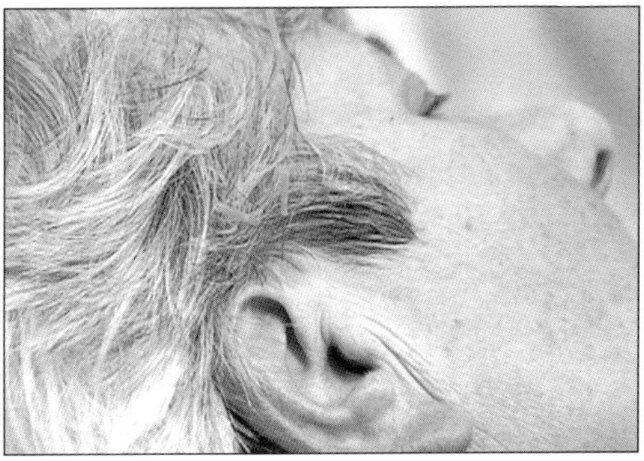

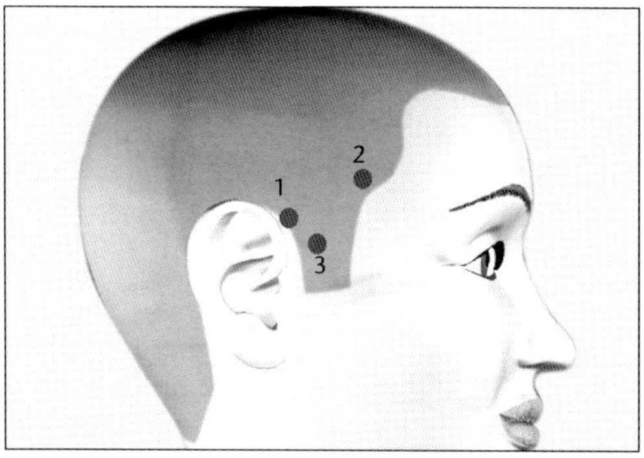

Punktübersicht Modell YPSILON-Punkte

- 1 Frontaler Gallenblasenpunkt rechts
- 2 Frontaler Dünndarmpunkt rechts
- 3 Frontaler Nierenpunkt rechts

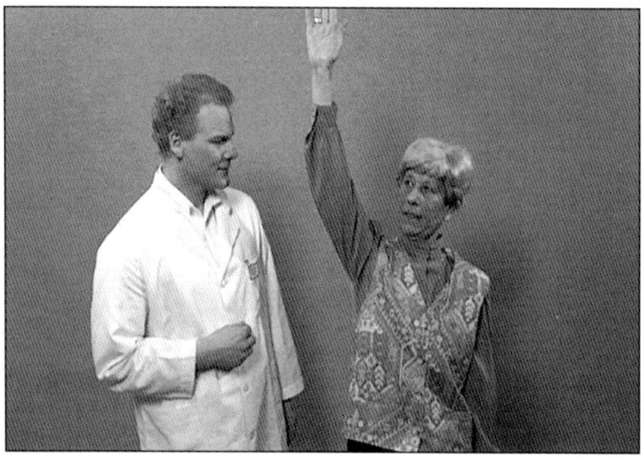

Behandlungsverlauf

Durch stationäre Behandlung u.a. mit Krankengymnastik, Körperakupunktur und Schädelakupunktur wurde eine deutliche Besserung erzielt: Möglich waren z.B. wieder der Schürzengriff und die Abduktion bis 120°.

Körperakupunktur

Die Behandlung erfolgt nach Beschwerdelokalisation und Bewegungseinschränkung entsprechend der Meridiandiagnostik.

Anterior-Typ (Dickdarm)

Bei akuten Beschwerden – Fernpunkte: Di 4, Di 11; Lu 5, Lu 9; Ma 36, Ma 38 oder druckdolente Lokalpunkte auf der kontralateralen Seite.

Bei chronischen Beschwerden – Nahpunkte: Lu 1, Lu 2; Di 14, Di 15 (eventuell zusätzlich druckdolente Fernpunkte).

Posterior-Typ (Dünndarm)

Bei akuten Beschwerden – Fernpunkte: Dü 3, Dü 6; Bl 40, Bl 60 oder druckdolente Lokalpunkte auf der kontralateralen Seite.

Bei chronischen Beschwerden – Nahpunkte: Dü 9 – 14; (Bl 15 – 18) (eventuell zusätzlich druckdolente Fernpunkte).

Superior-Typ (3-Erwärmer)

Bei akuten Beschwerden – Fernpunkte: 3E 5; Gb 34, Gb 39, Gb 41 oder druckdolente Lokalpunkte auf der kontralateralen Seite.

Bei chronischen Beschwerden – Nahpunkte: 3E 14, 3E 15; Gb 21 (eventuell zusätzlich druckdolente Fernpunkte).

Ohrakupunktur

Organ- oder Korrespondenzpunkte: Schultergelenk (64), Behandlungsstrahl HWS.

Analgetisch bzw. antiphlogistisch wirkende Punkte: Shen Men (55), Polster (29), Thalamus (26a).

Vegetativ ausgleichende Punkte: Vegetative Rinne/C4-TH9, Jérôme (29b).

Modalitätsspezifische oder ergänzende Punkte: Wetterpunkt, Niere (95).

Ausleitende Verfahren

Schröpftherapie (trocken oder blutig) bei Muskelhartspann der Nacken- und Schultermuskulatur, Baunscheidt-Therapie über der paravertebralen Nackenmuskulatur, ggf. Cantharidenpflaster über dem schmerzhaften Areal.

Neuraltherapie

Therapie je nach zugrundeliegender Ursache. Bei unklarer Genese Störfeldsuche (Tonsillen, Nasennebenhöhlen, Zahnherde, Narben).

Diffuse Beschwerden: Quaddelung über dem Schultergelenk (6 – 8 Quaddeln über das Gelenk von der vorderen zur hinteren Axillarlinie), Infiltration schmerzhafter Triggerpunkte M. supraspinatus, M. infraspinatus, M. trapezius, M. levator scapulae, Mm. rhomboidei, Mm. pectorales. Blockade des N. suprascapularis (bei schweren Schmerzzuständen der Schulter).

Bursitis subacromialis (Kennzeichen: Painful Arc): Infiltration der Bursa subacromialis.

Tendopathie der Rotatorenmanschette (Supraspinatus-Syndrom): Injektion an die Sehne, Infiltration von Triggerpunkten.

Progressive Muskelrelaxation nach Jacobson

Bei allen Arten von Schmerz- und Verspannungszuständen sinnvoll einsetzbar. Durch systematische aktive Muskelanspannung mit nachfolgender bewußter Entspannung Einstellung eines Normotonus der gesamten Körpermuskulatur.

Physikalische Therapiemaßnahmen

Schmerzzustände: Elektrotherapie; Ultraschall; Iontophorese; Fangoapplikation auf betroffene Muskelareale. Manuelle Therapie: Schmerztraktion, Mobilisation.

Bewegungseinschränkungen: Bei Einschränkung der Außenrotation Dehnung der Innenrotatoren. Bei Einschränkung der Abduktion Dehnung der Adduktoren.

Körperwahrnehmungsschulung: Sensibilisierung für unphysiologische Bewegungsmuster (Übungsprogramme zur Bewältigung von alltäglichen motorischen Belastungen).

Homöo-, Phytotherapie

Beinwellwurzel, Arnikablüten, Harpagophytum, Fichtennadelöl (extern).

Präparate: Symphytum Spl., Spondylose-Injektopas u. Vertebra-Cpl.-Injektionslösung, Hocura-Spondylose novo Salbe, Kytta Salbe, Phlogenzym.

Epikondylitis
Epikondylopathie

Umschriebene Schmerzsyndrome im Bereich der muskulären Insertionsgebiete an den Humerus-Epikondylen. Ursachen sind durch akute oder chronische funktionelle Überbelastung und Fehlhaltung verursachte Schädigungen/Degenerationen der an den Epikondylen ansetzenden Muskeln/Sehnen.

Klinik

Epicondylitis humeri radialis (Tennis-Ellenbogen): Druckschmerz am Ursprung der Extensoren am radialen Epikondylus. Schmerzprovokation durch Widerstand bei der aktiven Handgelenkstreckung.
Epicondylitis humeri ulnaris (Golfer-Ellenbogen): Druckschmerz am Ursprung der Flexoren am ulnaren Epikondylus. Schmerzprovokation durch Widerstand bei der aktiven Handgelenkbeugung.

Differentialdiagnose

Nervenkompressionssyndrome, Frakturen, lokale Entzündungen, Tumore.

Patient BASIS-Punkte

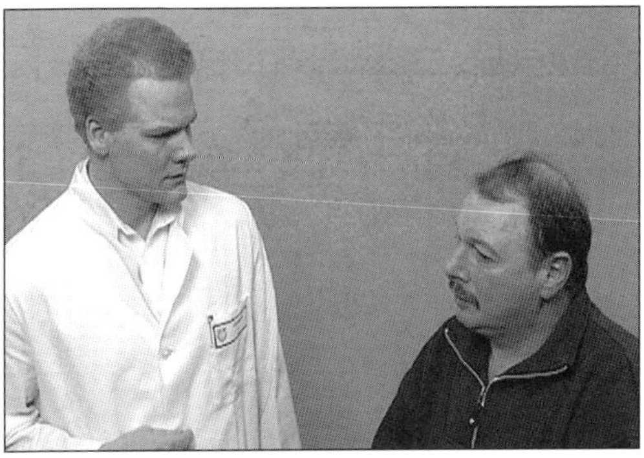

Patientenvorstellung

Der 42jährige Patient berichtete über seit etwa einem Jahr bestehende Schmerzen über dem linken Ellenbogen bei Beugung und Streckung, auslösbar durch mechanische Belastung. Intraartikuläre Injektionen, das Tragen einer Epikondylitisspange und krankengymnastische Behandlung zeigten keinen Erfolg.

Punktübersicht Patient frontal

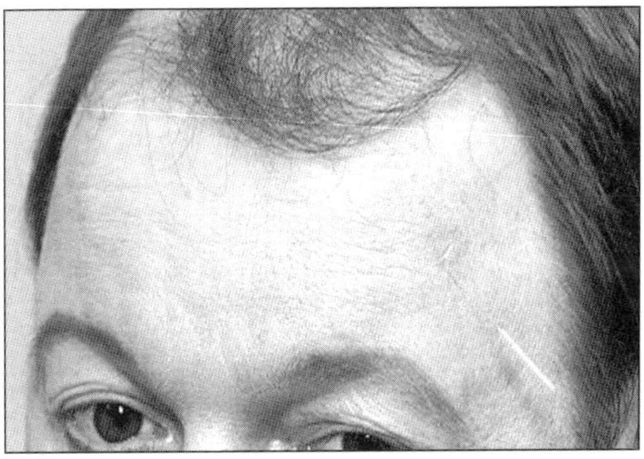

Behandelt wurde folgender empfindlicher Punkt:

- Frontaler BASIS-Punkt C ipsilateral

Punktübersicht Modell frontal

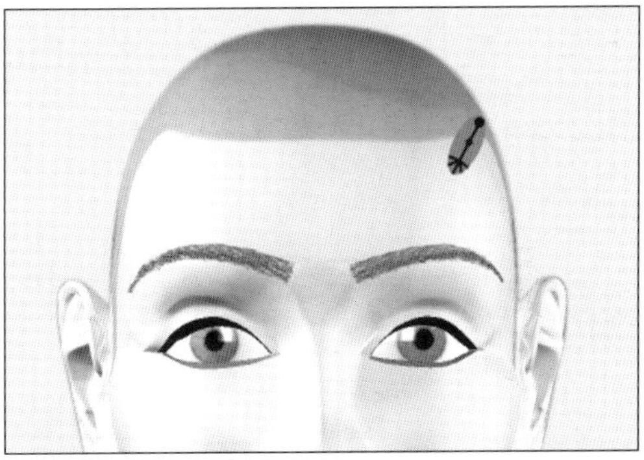

- Frontaler BASIS-Punkt C ipsilateral

Punktübersicht Patient okzipital

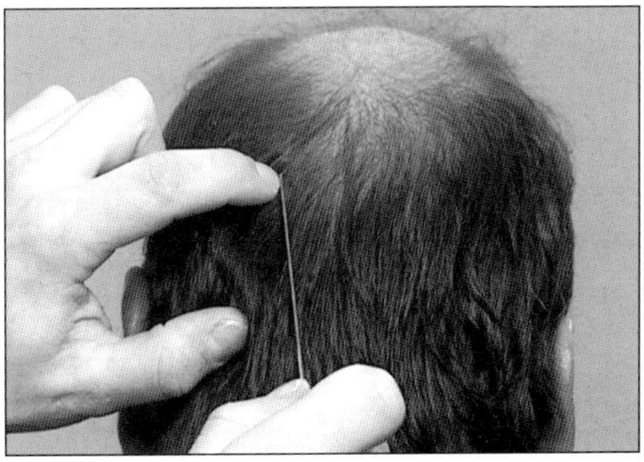

Zusätzlich behandelt wurde folgender empfindlicher Punkt:

- Okzipitaler BASIS-Punkt C ipsilateral

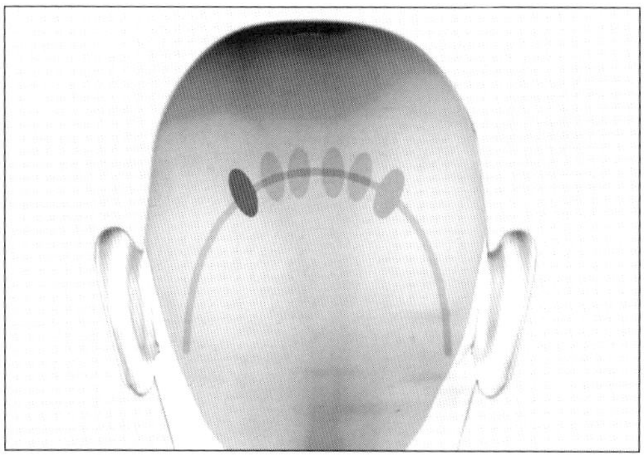

Punktübersicht Modell okzipital

- Okzipitaler BASIS-Punkt C ipsilateral

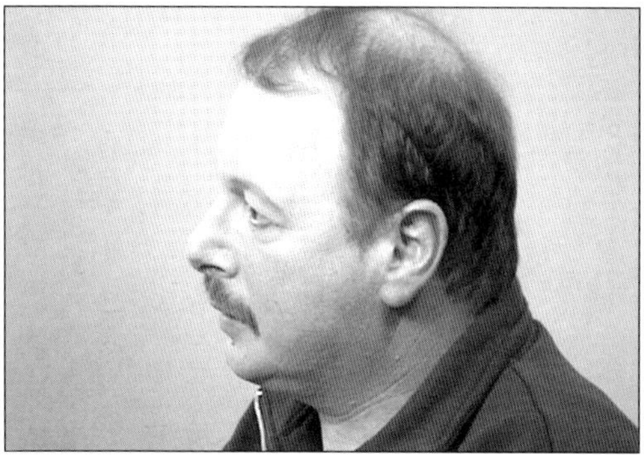

Behandlungsverlauf

Nach etwa vierwöchiger Behandlung mit Schädel- und Körperakupunktur war der Patient vollkommen schmerzfrei.

Körperakupunktur

Bei akuten Beschwerden – Fernpunkte je nach Meridiandiagnostik:
Dickdarm-Magen (Yang Ming): Di 4; Ma 36, Ma 40.
3-Erwärmer-Gallenblase (Shao Yang): 3E 5; Gb 34, Gb 39.
Dünndarm-Blase (Tai Yang): Dü 3; Bl 40 oder druckdolente Lokalpunkte auf der kontralateralen Seite.
Bei chronischen Beschwerden – Nahpunkte: Di 10, Di 11; Lu 5; 3E 9, 3E 10; Ks(Pe) 3; Dü 8; He 3 (eventuell zusätzlich druckdolente Fernpunkte).

Ohrakupunktur

Organ- oder Korrespondenzpunkte: Ellenbogen (66), Retropunkt Ellenbogen.
Analgetisch bzw. antiphlogistisch wirkende Punkte: Shen Men (55), Thalamus (26a), Analgesiepunkt, ACTH (13), Polster (29).
Vegetativ ausgleichende Punkte: Jérôme (29b).

Ausleitende Verfahren

Schröpftherapie (trocken oder blutig) über dem schmerzhaften Areal, Baunscheidt-Therapie, ggf. Cantharidenpflaster (besonders bei chronischen Entzündungen).

Neuraltherapie

HWS-Region immer mit untersuchen; Infiltration an schmerzhafte Sehnenansätze; Infiltration schmerzhafter Triggerpunkte in der benachbarten Muskulatur. Wenn zusätzlich ein HWS-Syndrom vorliegt oder die Epikondylitis Folge eines HWS-Syndroms ist, ggf. Stellatumblockade.

Progressive Muskelrelaxation nach Jacobson

Bei allen Arten von Schmerz- und Verspannungszuständen sinnvoll einsetzbar. Durch systematische aktive Muskelanspannung mit nachfolgender bewußter Entspannung Einstellung eines Normotonus der gesamten Körpermuskulatur.

Physikalische Therapiemaßnahmen

Akute Schmerzzustände: Ultraschall, Ultraphonophorese, Iontophorese, diadynamische Ströme; Eisapplikationen (nur kurzzeitig maximal 2 – 3 Minuten); Heiße Rolle auf Flexoren.
Bewegungseinschränkung: Vorsichtige Längsdehnung; postisometrische Relaxation hypertoner Muskeln.
Prophylaxe: Erlernen der physiologischen Ausübung von Alltagsbewegungen; Vermeidung von Überlastungen (regelmäßige Pausen, optimale Einrichtung des Arbeitsplatzes, Verbesserung der Technik bei entsprechenden Sportarten).

Homöo-, Phytotherapie

Beinwellwurzel, Arnikablüten, Harpagophytum, Fichtennadelöl (extern).
Präparate:

- Akute Verletzungen: Symphytum Spl.
- Serofibrinöse Entzündungen: Ranunculus Spl. im Wechsel mit Ledum Spl.
- Neuralgiforme Schmerzen: Aconitum Spl. im Wechsel mit Dioscorea Spl.
- Rheumatisch: Berberis Spl. im Wechsel mit Colchicum Spl.
- Injektionstherapie: Zeel- oder Traumeel-Inj., Vertebra-Cpl.-Injektionslösung u. Spondylose-Injektopas
- Externa: Hocura-Spondylose novo Salbe, Kytta Salbe.

BWS -Syndrom

Sammelbegriff für unterschiedlichste Beschwerden im BWS-Bereich. Nicht selten werden entsprechende Symptome durch reflektorische Störungen ausgelöst. Ursachen für anhaltende Schmerzsymptomatiken können Erkrankungen des Bewegungsapparats und der inneren Organe sein, oder sie können psychische Auslöser haben. Wichtig ist eine sorgfältige Anamnese mit anschließender klinischer Befunderhebung. Weitergehende Diagnostik: Laboruntersuchungen (Blutbild, -senkung, Serologie, HLA-Typisierung), Röntgen, CT, MRT.

Klinik

Im Vordergrund stehen Bewegungsschmerzen bei Beugung, Streckung, Rotation und Atmung. Die Schmerzen können ein- oder beidseitig im Verlauf der Interkostalnerven ausstrahlen. Fast immer ist eine ein- oder beidseitige schmerzhafte Verspannung der paravertebralen Muskulatur im Bereich des Beschwerdemaximums tastbar.

Differentialdiagnose

Funktionelle Störungen: Reversible Störungen in den Bewegungssegmenten: Blockierung(en) der Wirbel- bzw. Rippenwirbelgelenke, ligamentäre und muskuläre Ursachen, Erkrankungen der inneren Organe.
Entzündungen: M. Bechterew, rheumatische Erkrankungen.
Destruktive Prozesse: Traumata, degenerative Veränderungen, Tumoren (Myelom), Metastasen.

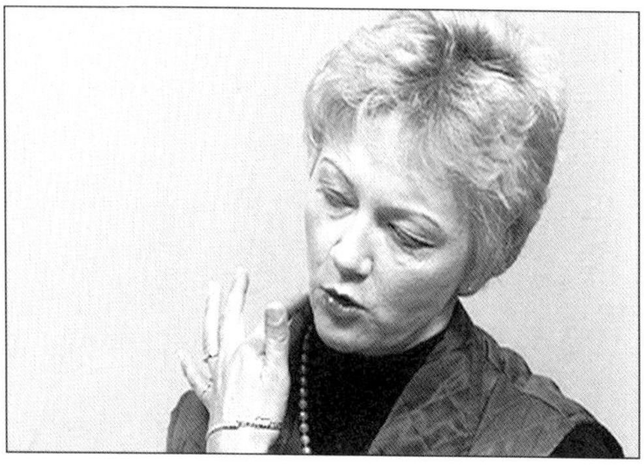

Patient YPSILON-PUNKTE

Patientenvorstellung

Die 40jährige Patientin litt seit ca. 10 Jahren an Schmerzen in der BWS mit Ausstrahlung zum unteren Rücken, zum Nacken und über die Schultern bis zu den Fingerspitzen. Diagnostiziert wurden degenerative Veränderungen der BWS (und LWS) mit Haltungsschäden und konsekutiven Muskelverspannungen. Weitere Beschwerden (der Vergangenheit) waren Nierensteine, chronische Bronchitis, häufig kalte Füße und Kopfschmerzen (im Verlauf des Blasenmeridians).

Bauchdeckendiagnostik Patient

Bei der Bauchdeckendiagnostik besonders empfindlich waren:

- Herzzone
- Nierenzone beidseits (rechts >> links)

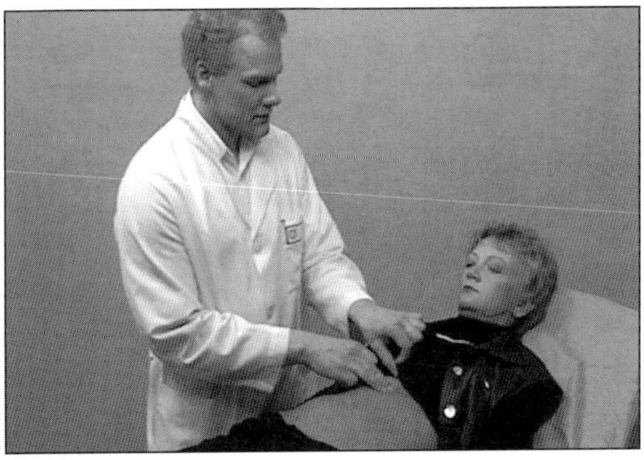

Bauchdeckendiagnostik Modell

- 1 Herzzone
- 2 Nierenzone beidseits

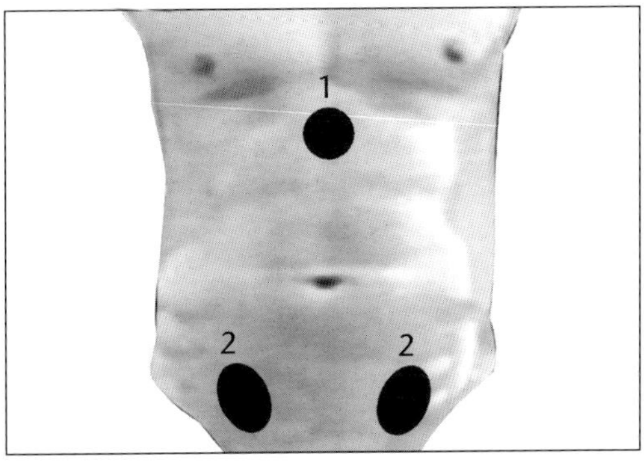

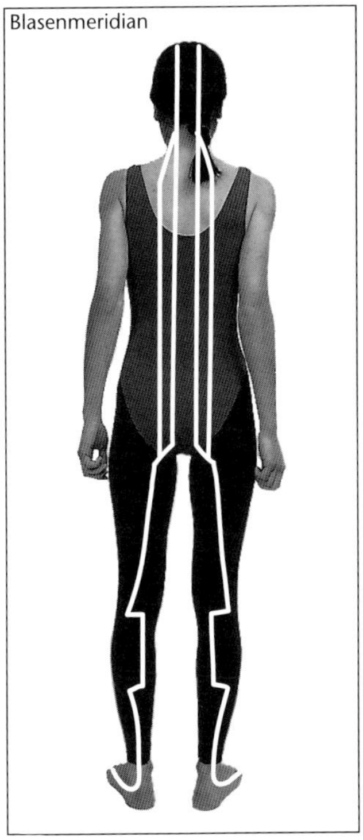

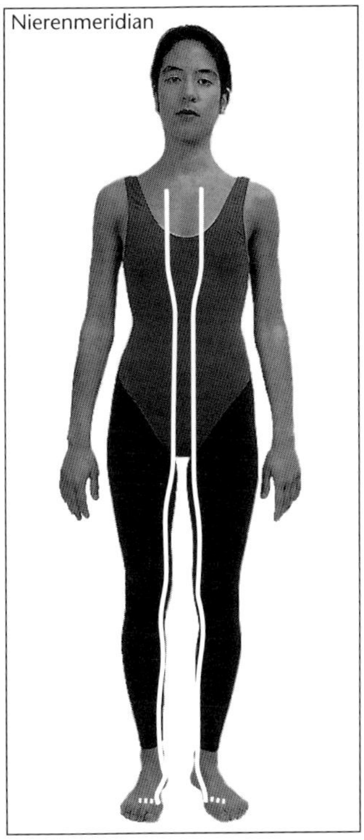

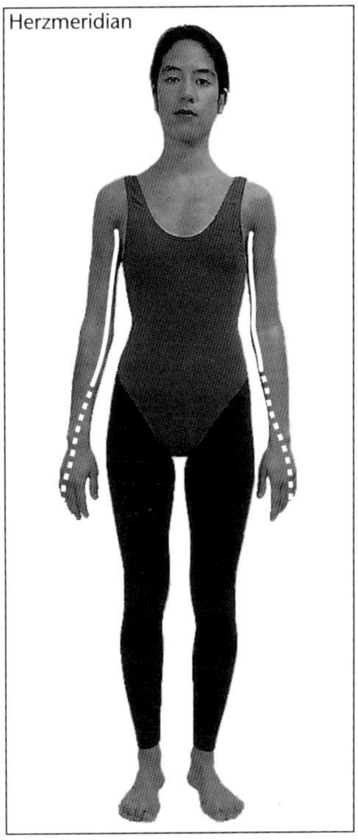

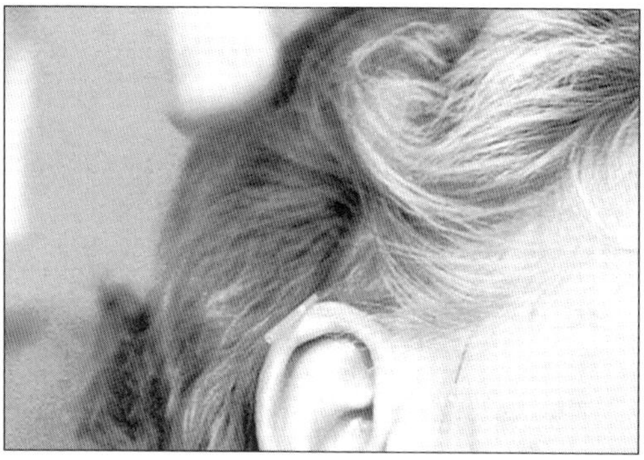

Punktübersicht Patient YPSILON-Punkte

Behandelt wurden folgende empfindlichen Punkte:

- Frontaler Herzpunkt rechts
- Frontaler Nierenpunkt rechts

Nach der Punktion war nur noch die Herzzone etwas empfindlich.

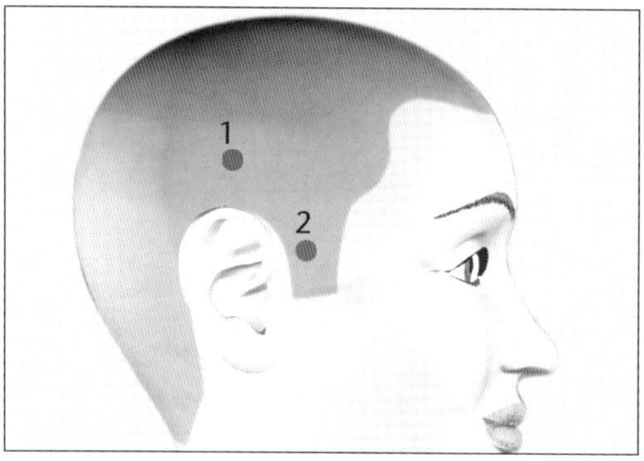

Punktübersicht Modell YPSILON-Punkte

- 1 Frontaler Herzpunkt rechts
- 2 Frontaler Nierenpunkt rechts

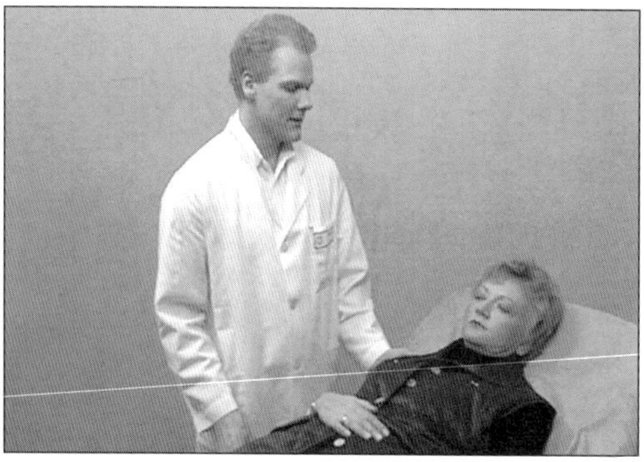

Behandlungsverlauf

Jede Akupunkturbehandlung brachte einen sehr schnellen Beschwerderückgang. Langfristig wurde der Patientin eine konstitutionelle „Nierenstärkung" empfohlen.

Körperakupunktur

Bei akuten Beschwerden – Fernpunkte: Dü 3; 3E 5, 3E 8; Di 4; Bl 60, Bl 62; Gb 34, Gb 40, Gb 41; Ma 40; LG 20; Ni 3; He 7; Le 3.
Bei chronischen Beschwerden – Nahpunkte: Bl 11 – Bl 21, ggf. Bl 23, (Dachziegelnadelung), Hua Tuo-Punkte.

Ohrakupunktur

Organ- oder Korrespondenzpunkte: Behandlungsstrahl BWS.
Analgetisch bzw. antiphlogistisch wirkende Punkte: Shen Men (55), Polster (29), Analgesiepunkt.
Vegetativ ausgleichende Punkte: Vegetativum I (51), Jérôme (29b), Vegetativum II (34), Herz (100).
Modalitätsspezifische oder ergänzende Punkte: Niere (95), Leber (97), Lunge (101), Magen (87).

Ausleitende Verfahren

Schröpftherapie (trocken oder blutig) über den Myogelosen oder den Bereichen des paraverterbralen Hartspanns, Baunscheidttherapie (besonders bei M. Bechterew), ggf. Cantharidenpflaster.

Neuraltherapie

Vor der Therapie sorgfältige neurologische, orthopädische und ggf. internistische Abklärung.
Bei paravertebralem Hartspann: Quaddelungen mit Lokalanästhetika, Infiltration schmerzhafter Triggerpunkte. Bei reflektorischen Störungen Segmenttherapie mit Quaddelungen über hyperalgischen Bereichen.

Progressive Muskelrelaxation nach Jacobson

Bei allen Arten von Schmerz- und Verspannungszuständen sinnvoll einsetzbar. Durch systematische aktive Muskelanspannung mit nachfolgender bewußter Entspannung Einstellung eines Normotonus der gesamten Körpermuskulatur.

Homöo-, Phytotherapie

Beinwellwurzel, Arnikablüten, Harpagophytum, Minzöl (extern), Fichtennadelöl (extern).
Präparate: Juniperus Spl., Berberis Spl., Doloteffin, Rheuma-Pasc Injektionslösung, Gnaphalium-Injektopas, Spondylose-, Vertebra-Cpl.-Injektionslösung, Hocura-Spondylose novo Salbe

- Neuralgie: Aconitum Spl. im Wechsel mit Dioscorea Spl.
- Neuritis: Gelsemium Spl. im Wechsel mit Dulcamara Spl., Dolo-Injektopas.

Lumboischialgie

Begriffsklärung

Lumbago: Akute, intensive Rückenschmerzen im LWS-Bereich, „Hexenschuß".
Lumbalgie: Chronischer Kreuzschmerz ohne radikuläre Ausstrahlung.
Ischialgie: Beinschmerz im Verlauf des N. ischiadicus.
Lumboischialgie: Schmerzen im LWS-Bereich mit Ausstrahlung im Verlauf des N. ischiadicus.
Radikuläre Syndrome: Einzelnen WS-Segmenten zuordenbare Schmerzausstrahlung, ggf. mit sensiblen und/oder motorischen Ausfällen.
Pseudoradikuläre Syndrome: WS-segmentübergreifende Schmerzen.

Klinik

Die Beschwerden richten sich nach der zugrunde liegenden Störung. Variable Schmerzsymptomatik: heftig, tief, dumpf, ausstrahlend, akut oder chronisch; Bewegungseinschränkung, ggf. fixierte Fehlhaltung; Sensibilitätsstörungen, Reflexabschwächung, motorische Ausfälle.

Differentialdiagnose

Vertebragene Ursachen: Bandscheibenschäden, Spondylolyse, Spondylitis, Spondylitis ancylosans, Osteoporose; M. Baastrup, M. Paget, Kokzygodynie, ISG-Blockierungen bzw.-Arthrosen, Tumoren.
Extravertebragene Ursachen: Gynäkologische Erkrankungen: Lageveränderungen des Uterus, Myome, Endometriose; Urologische und internistische Ursachen: Erkrankungen der Nieren und Harnleiter, retroperitoneale Tumore, Magen-, Gallen-, Pankreas- und Darmerkrankungen.

Patient BASIS-Punkte

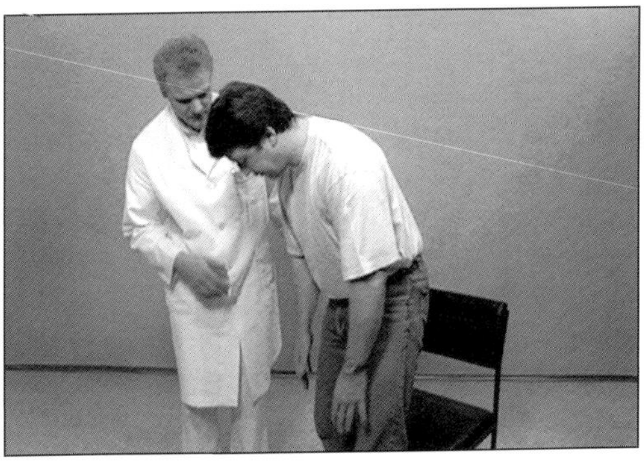

Patientenvorstellung

Der 36jährige Patient stellte sich mit akuter linksseitiger Lumboischialgie bei Verschlechterung der chronischen Beschwerden vor (Finger-Boden-Abstand ca. 55 cm). Es bestand ein chronischer Bandscheibenvorfall mit Wurzelreizsyndrom L5/S1, bisher jedoch ohne OP-Indikation. An beiden Schläfen hatte der Patient seit längerem empfindliche Areale bemerkt.
Mit einer früheren Schädelakupunktur-Behandlungsserie war der Patient sehr zufrieden gewesen.

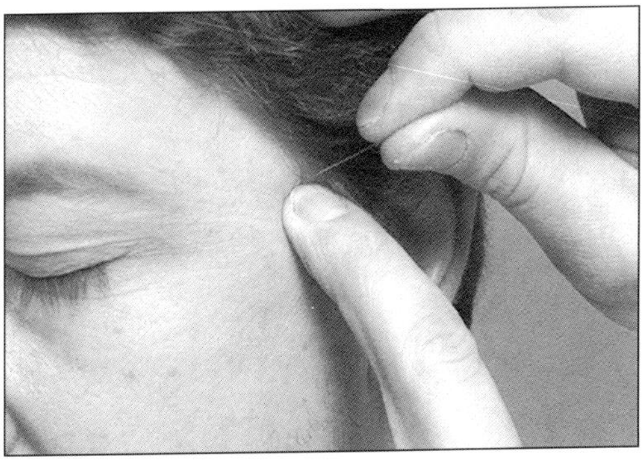

Punktübersicht Patient Basis-Punkte

Behandelt wurde folgender empfindlicher Punkt:
- Frontaler BASIS-Punkt D ipsilateral

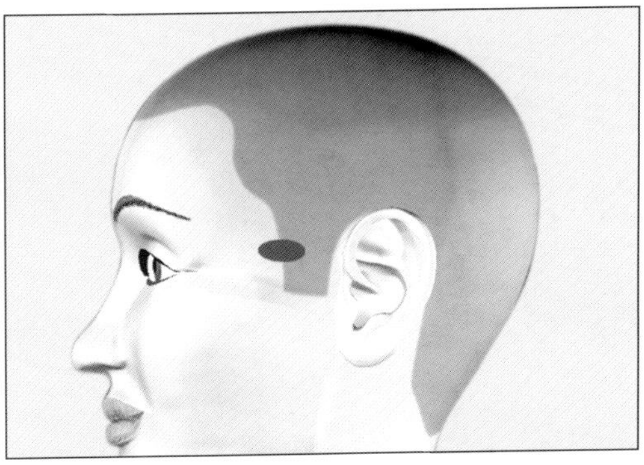

Punktübersicht Modell Basis-Punkte

- Frontaler BASIS-Punkt D ipsilateral

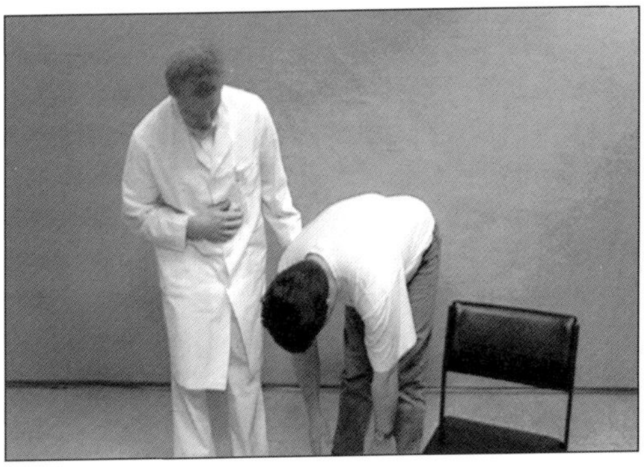

Behandlungsverlauf

Schon nach 25minütiger Behandlungszeit waren die Sensibilitätsstörungen und die Schmerzen deutlich rückläufig, der Finger-Boden-Abstand betrug ca. 15 cm. Außerdem berichtete der Patient über ein angenehmes Wärmegefühl im linken Bein während der Behandlung.

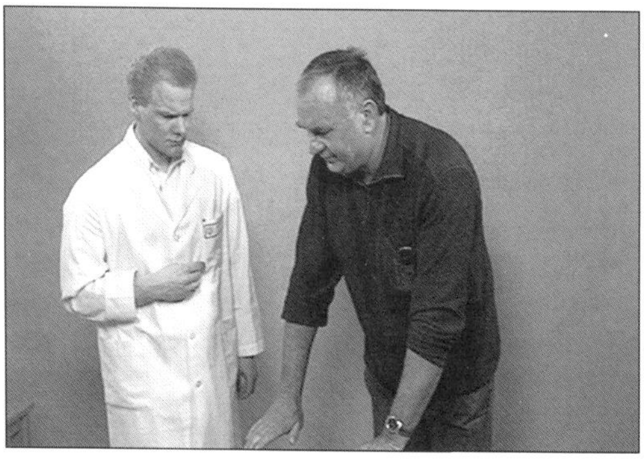

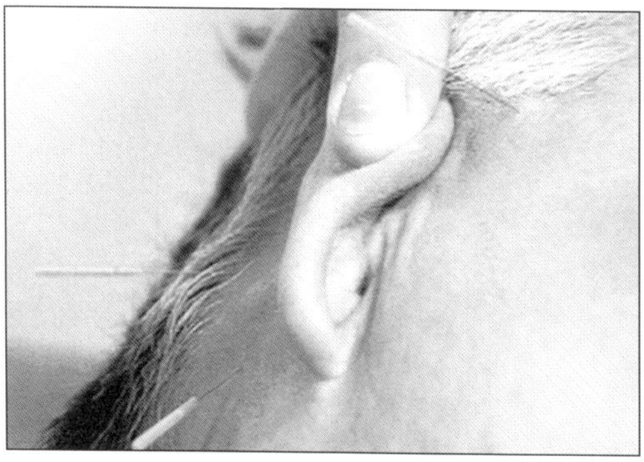

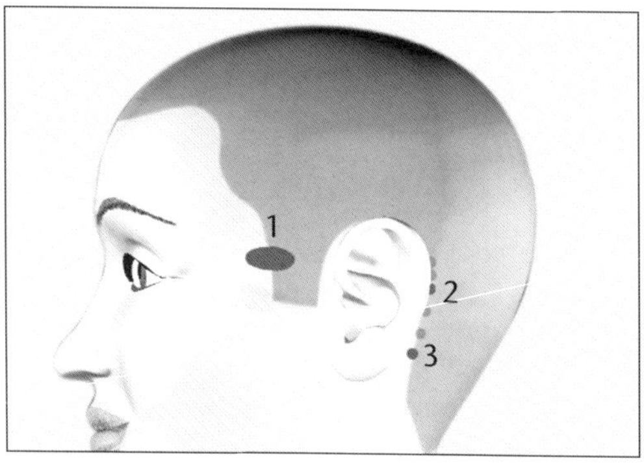

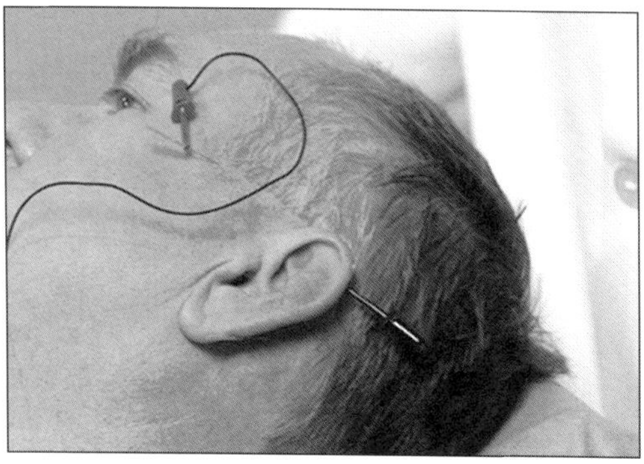

Patient BASIS-Punkte (plus Elektrostimulation)

Patientenvorstellung

Der 52jährige Patient litt seit etwa 20 Jahren an chronisch rezidivierender Lumboischialgie mit Beschwerdezunahme seit 8 Jahren. Die Schmerzen strahlten von der LWS bis zur linken Fußsohle und zur rechten Kniekehle aus. Zusätzlich bestanden Parästhesien im Versorgungsgebiet des N. ischiadicus bds. und motorische Ausfälle links. Für zwei diagnostizierte Bandscheibenvorfälle LWK 3/4 und LWK 5/6 (SWK 1 als sechster Lendenwirbel) bestand keine OP-Indikation.

Punktübersicht Patient Basis-Punkte

Behandelt wurden folgende empfindliche Punkte:

- Frontaler BASIS-Punkt D beidseits
- Okzipitaler BASIS-Punkt D_3 beidseits
- Okzipitaler BASIS-Punkt F beidseits

Punktübersicht Modell Basis-Punkte

- 1 Frontaler BASIS-Punkt D
- 2 Okzipitaler BASIS-Punkt D_3
- 3 Okzipitaler BASIS-Punkt F

Elektrostimulation Patient

Bei den BASIS-Punkten D frontal und D_3 okzipital wurde zur Reizverstärkung zusätzlich die Elektrostimulation angewendet.

Behandlungsverlauf

Bereits unmittelbar nach der Behandlung besserte sich die Beweglichkeit deutlich. Die Kombination von Schädelakupunktur und Neuraltherapie im Bereich des ISG brachte dem Patienten jeweils 4wöchige beschwerdefreie Intervalle mit deutlicher Verbesserung der Mobilität. Dann wurde eine erneute Behandlung erforderlich.

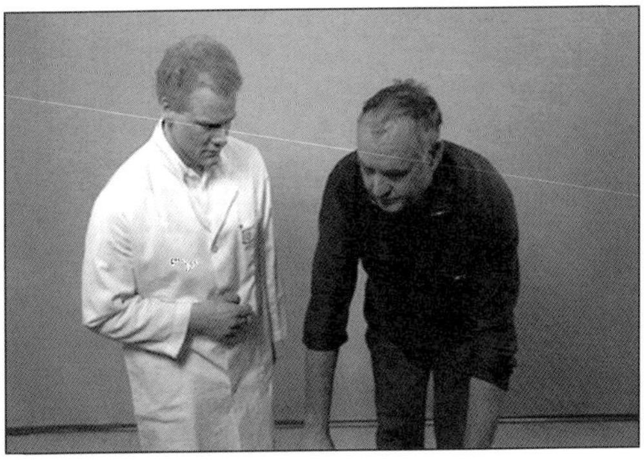

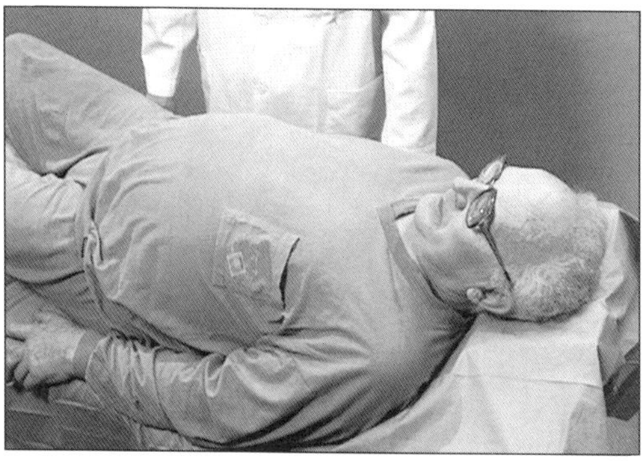

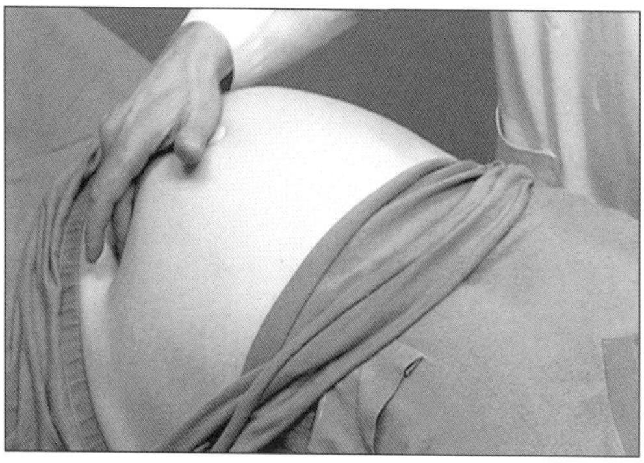

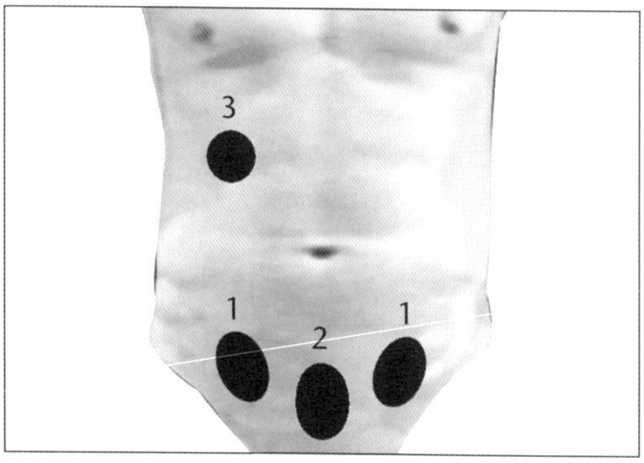

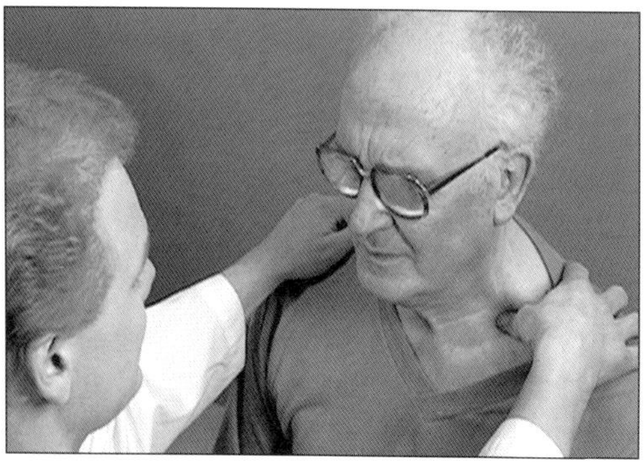

Patient YPSILON-Punkte

Patientenvorstellung

Bei dem 69jährigen Patienten waren seit 13 Jahren rezidivierende LWS-Beschwerden mit radikulärer Ausstrahlung beidseits (links > rechts), verstärkt durch Belastung, bekannt. Bekannte Ursachen/weitere Diagnosen waren: Spondylarthrose, Osteochondrose L3-S1, Bandscheibenvorfall L5/S1 (ohne OP-Indikation), HWS-Syndrom, Gonarthrose rechts, chron. Zephalgie, chron. Polyarthritis, chron. Niereninsuffizienz, Z.n. Prostata-Adenomenukleation.

Bauchdeckendiagnostik Patient

Bei der Bauchdeckendiagnostik besonders empfindlich waren:

- Nierenzone li > re
- Blasenzone
- Gallenblasenzone

Bauchdeckendiagnostik Modell

- 1 Nierenzone beidseits
- 2 Blasenzone
- 3 Gallenblasenzone

Halsdiagnostik Patient

Bei der Halsdiagnostik besonders empfindlich waren:

- Nierenzone
- Blasenzone
- Gallenblasenzone

Halsdiagnostik Modell
- 1 Nierenzone
- 2 Blasenzone
- 3 Gallenblasenzone

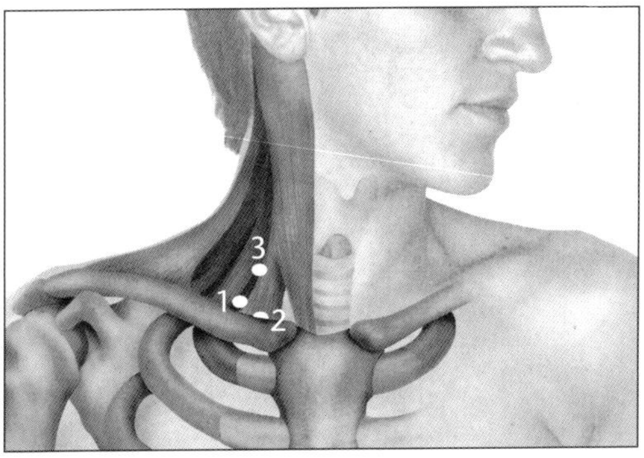

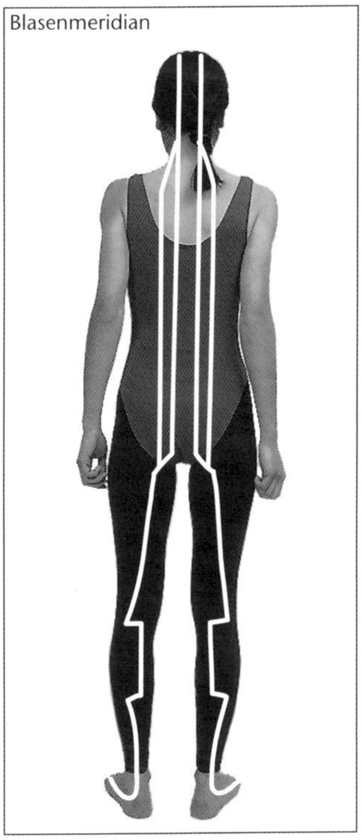

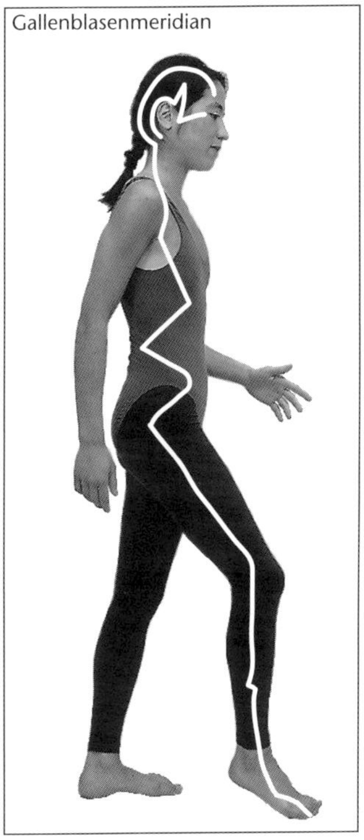

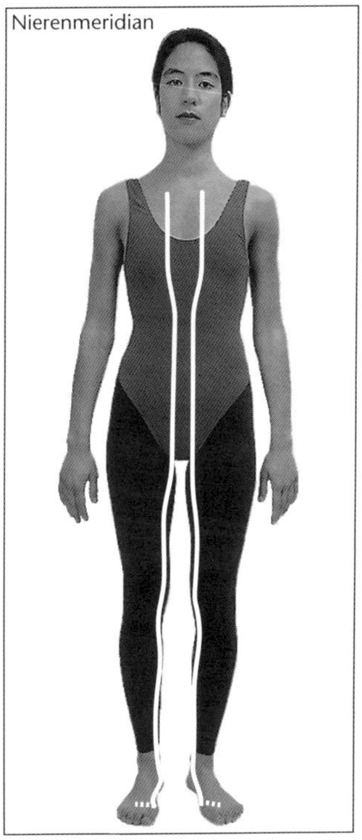

Punktübersicht Patient YPSILON-PUNKTE
Behandelt wurden folgende empfindliche Punkte:
- Frontaler Nierenpunkt links
- Frontaler Blasenpunkt links
- Frontaler Gallenblasenpunkt links

Nach der Punktion waren bei Bauchdeckendiagnostik und Halsdiagnostik alle Testzonen kaum noch empfindlich.

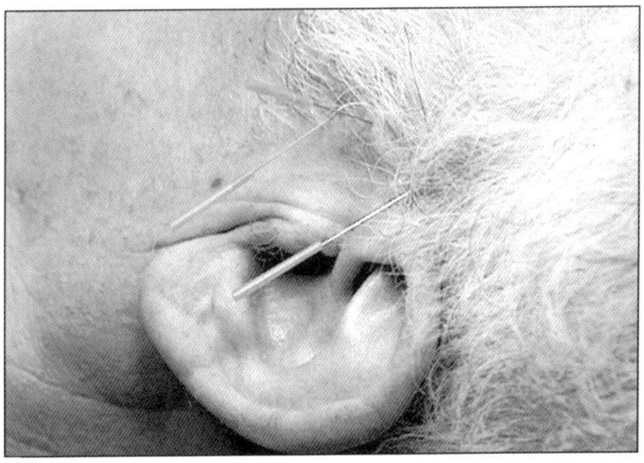

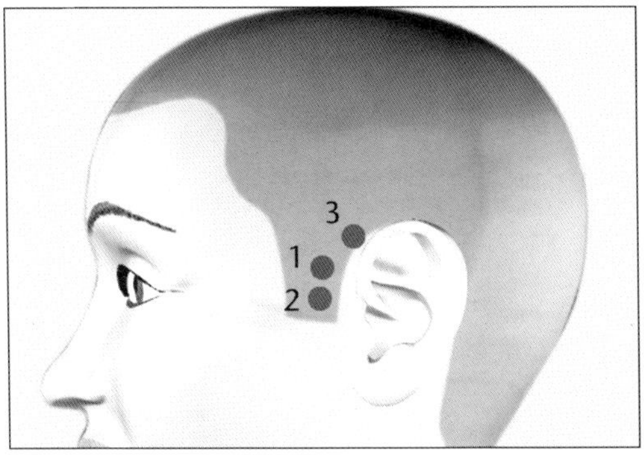

Punktübersicht Modell YPSILON-PUNKTE

- 1 Frontaler Nierenpunkt links
- 2 Frontaler Blasenpunkt links
- 3 Frontaler Gallenblasenpunkt links

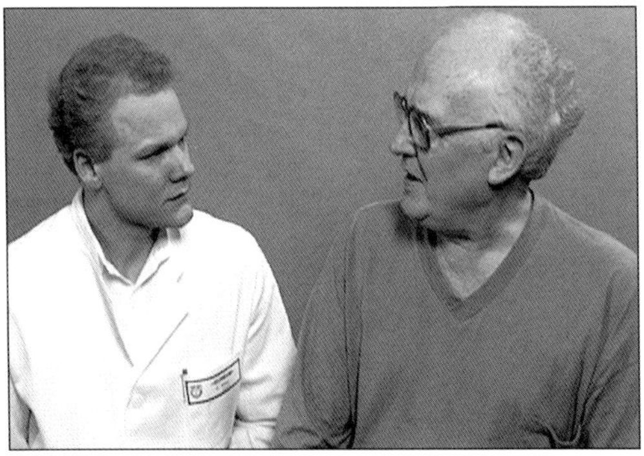

Behandlungsverlauf

Unter Kombination der Schädelakupunktur, u.a. mit Kaudalanästhesie, Sympathikusblockaden, Neuraltherapie, Körperakupunktur und Ohrakupunktur ließen sich die Beschwerden des Patienten deutlich verringern.

Körperakupunktur

Bei akuten Beschwerden – Fernpunkte je nach Meridiandiagnostik: Dü 3, Dü 8; Di 4; 3E 5, (3E 10); Bl 40 (Mikroaderlaß); Ma 36; Gb 34; Ni 3; MP 6; Neupunkt 67; Handpunkt 1.
Bei chronischen Beschwerden – Nahpunkte je nach Meridiandiagnostik:
Posterior-Typ (Blase): Bl 23, Bl 25, Bl 27 – 31, Bl 36, Bl 40, Bl 58, Bl 60, Bl 62; Ni 3.
Lateralis-Typ (Gallenblase): Gb 30, Gb 31, Gb 34, Gb 37, Gb 38, Gb 41; Le 3, Le 8; MP 6.
Anterior-Typ (Magen): Ma 30, Ma 36, Ma 40; MP 6.
Aus dieser Auswahl werden die druckschmerzhaften Punkte behandelt. Die verschiedenen Typen können sich auch überlagern.

Ohrakupunktur

Organ- oder Korrespondenzpunkte: Ischiaszone (52), Behandlungsstrahl LWS.
Analgetisch bzw. antiphlogistisch wirkende Punkte: Shen Men (55), ACTH (13), Thalamus (26a), Analgesiepunkt.
Vegetativ ausgleichende Punkte: Vegetativum I (51), Punkt(e) im Bereich der vegetativen Rinne/LWS, Jérôme (29b).
Modalitätsspezifische oder ergänzende Punkte: Niere (95).

Ausleitende Verfahren

Schröpftherapie (trocken oder blutig) über der LWS- und ISG-Region; ggf. Canthariden-pflaster.

Neuraltherapie

Vor der Therapie sorgfältige neurologische und orthopädische Untersuchung; segmentale Quaddelung über der Lumbal- und Iliosakralregion; paravertebrale intramuskuläre Infiltration schmerzhafter Triggerpunkte; Injektion an die Iliosakralgelenke; ggf. Wurzelblockaden und lumbale Grenzstrangblokkaden. Bei Rezidiven Störfeldsuche.

Progressive Muskelrelaxation nach Jacobson

Bei allen Arten von Schmerz- und Verspannungszuständen sinnvoll einsetzbar. Durch systematische aktive Muskelanspannung mit nachfolgender bewußter Entspannung Einstellung eines Normotonus der gesamten Körpermuskulatur.

Physikalische Therapiemaßnahmen

Akute Schmerzzustände: Elektrotherapie (Ultraschall, diadynamische Ströme, Interferenzstrom, paravertebrale Reizstromapplikation); Wärmeapplikation (Puzzlefango nach Brügger); Massage (detonisierende Griffe); Bindegewebsmassage; Manuelle Therapie: Schmerztraktion, Mobilisationstechniken (Muskeldehnung nach Evjenth, Gelenkmobilisation nach Kaltenborn).

Homöo-, Phytotherapie

Beinwellwurzel, Arnikablüten, Harpagophytum, Minzöl (extern), Fichtennadelöl (extern).
Präparate: Berberis Spl., Reuma-Pasc Injektionslösung, Gnaphalium-Injektopas, Vertebra-Cpl.-Injektionslösung, Hocura-Spondylose novo Salbe

- Neuralgie: Aconitum Spl. im Wechsel mit Dioscorea Spl.
- Neuritis: Gelsemium Spl. im Wechsel mit Dulcamara Spl., Dolo-Injektopas.

Koxalgie/Koxarthrose

Degenerative Veränderung eines oder beider Hüftgelenke mit schmerzhafter, zunehmender Bewegungseinschränkung.
Ursachen sind Über- und Fehlbelastung, Übergewicht, Fehlstellungen, posttraumatisch (Schenkelhalsfrakturen), Durchblutungs- und Stoffwechselstörungen (M. Perthes, Gicht, Diabetes u.a.), rheumatische Erkrankungen, Entzündungen und angeborene Störungen.

Klinik

Schmerzen, häufig in der Leiste lokalisiert mit Ausstrahlung in Oberschenkel und Knie, Anlauf- und Belastungsschmerzen, Ruheschmerzen im fortgeschrittenen Stadium; Funktionseinschränkungen: verändertes Gangbild, Schonhinken, zunehmende Einschränkung der Bewegungskomponenten Extension, Abduktion, Adduktion und Rotation.

Patient BASIS-Punkte

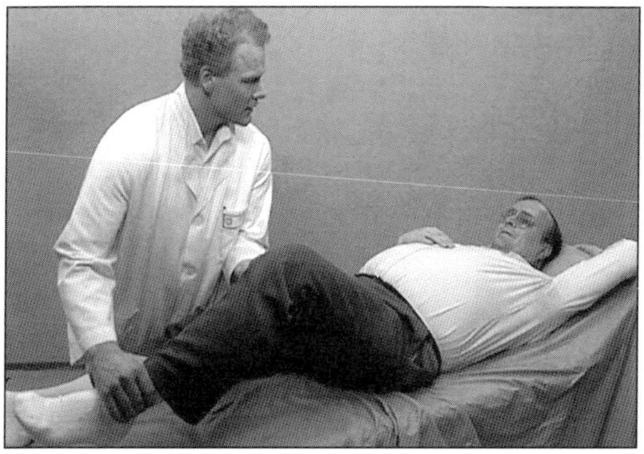

Patientenvorstellung

Der 53jährige Patient berichtete über chronische schmerzhafte Bewegungseinschränkungen in beiden Hüftgelenken, seit etwa einem Jahr mit zunehmender Intensität, links mehr als rechts. Es sei beidseits eine Koxarthrose diagnostiziert, wegen seines Alters aber noch keine OP-Indikation gestellt worden.

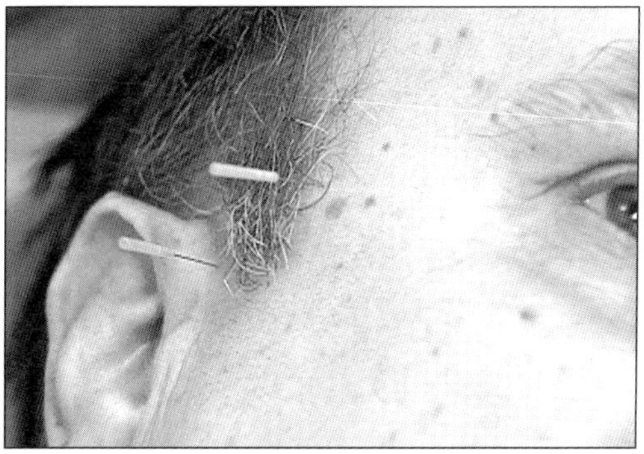

Punktübersicht Patient Basis-Punkte

Behandelt wurden folgende empfindliche Punkte:

- Frontale BASIS-Punkte D und D_5 links
- Frontale BASIS-Punkte D und D_5 rechts

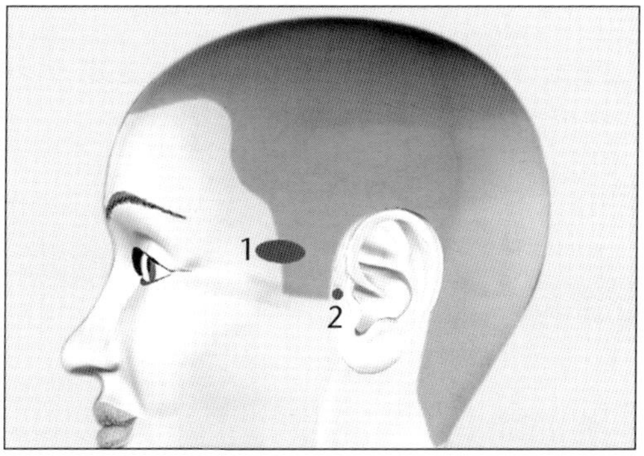

Punktübersicht Modell Basis-Punkte

- 1 Frontaler BASIS-Punkt D
- 2 Frontale BASIS-Punkt D_5

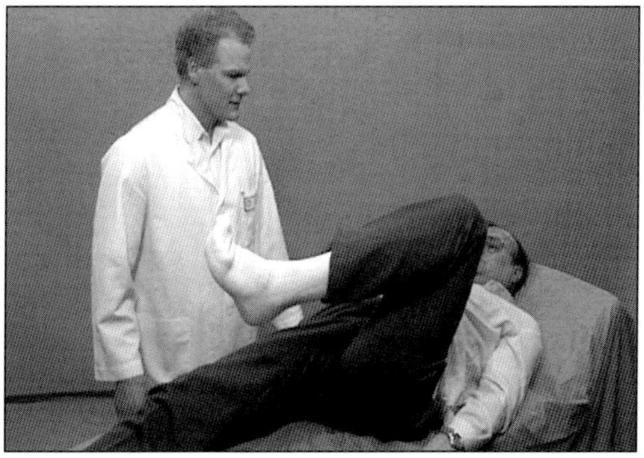

Behandlungsverlauf

Direkt nach der Nadelung, die äußerst schmerzhaft war, ließen die Ruheschmerzen deutlich nach. Es zeigte sich eine erhebliche Zunahme der aktiven und passiven Beweglichkeit, bis zur endgradigen Bewegung fast ohne Schmerzen. Unter Schädelakupunktur in 1 - 2(- 4)wöchigen Intervallen, war der Patient dauerhaft fast beschwerdefrei und mobil. Die Schädelakupunktur kann nicht die degenerativen Veränderungen der Arthrose selbst beeinflussen, jedoch den erhöhten Muskeltonus senken und so durch Schmerzreduktion die Beweglichkeit erheblich verbessern.

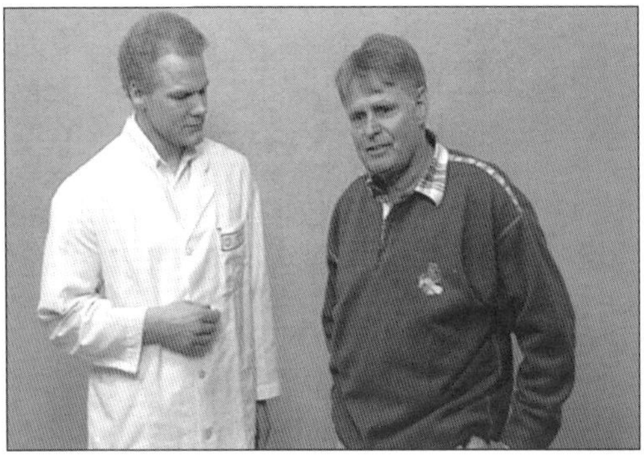

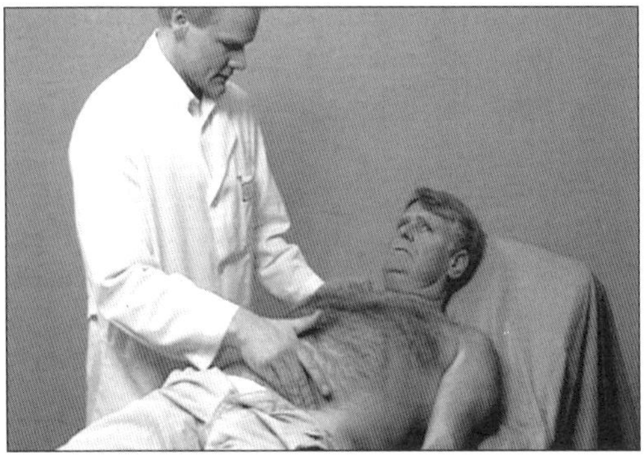

Patient YPSILON-Punkte

Patientenvorstellung

Der 59jährige Patient hatte bis vor etwa 2 Jahren sehr viel Sport getrieben bis die Schmerzen aufgrund degenerativer Hüftgelenkveränderungen sogar Sitzen und Gehen fast unmöglich machten. Radiologisch wurde bds. eine Koxarthrose mit OP-Indikation diagnostiziert, die Beschwerden waren allerdings links viel deutlicher ausgeprägt. Es bestanden verletzungs- und arthrosebedingte schmerzhafte Bewegungseinschränkungen auch in beiden Schulter- und Kniegelenken. Der hohe Analgetikabedarf hatte zu Magenbeschwerden geführt.

Bauchdeckendiagnostik Patient

Bei der Bauchdeckendiagnostik besonders empfindlich waren:
- Leberzone
- Nierenzone beidseits

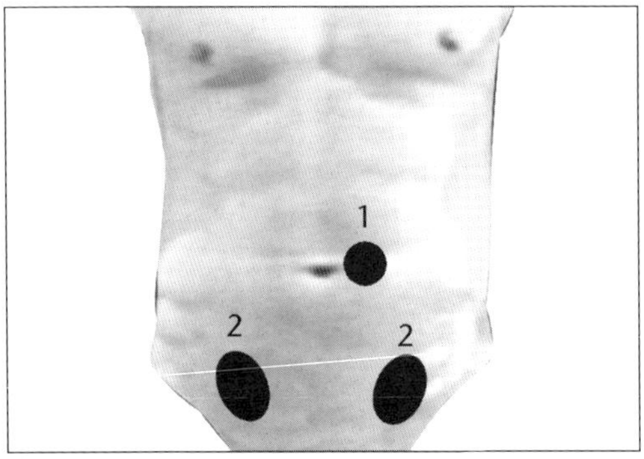

Bauchdeckendiagnostik Modell

- 1 Leberzone
- 2 Nierenzone beidseits

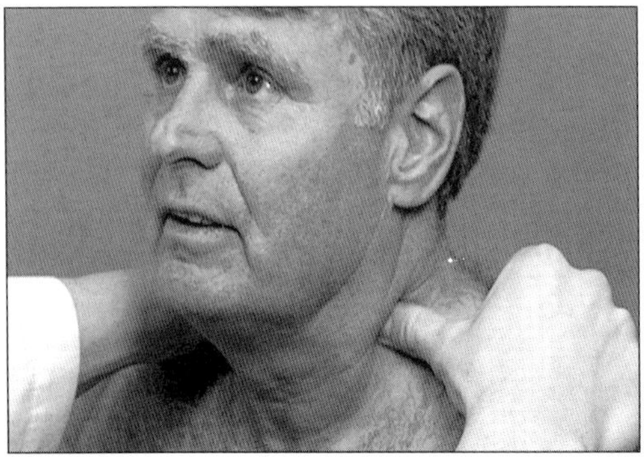

Halsdiagnostik Patient

Bei der Halsdiagnostik besonders empfindlich waren:
- Leberzone
- Gallenblasenzone

Halsdiagnostik Modell
- Leberzone
- Gallenblasenzone

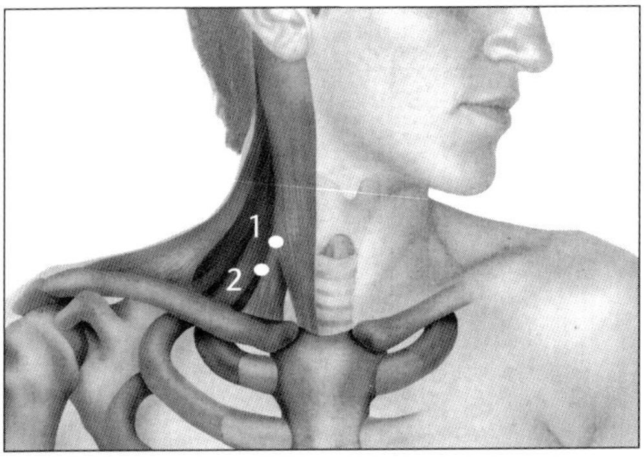

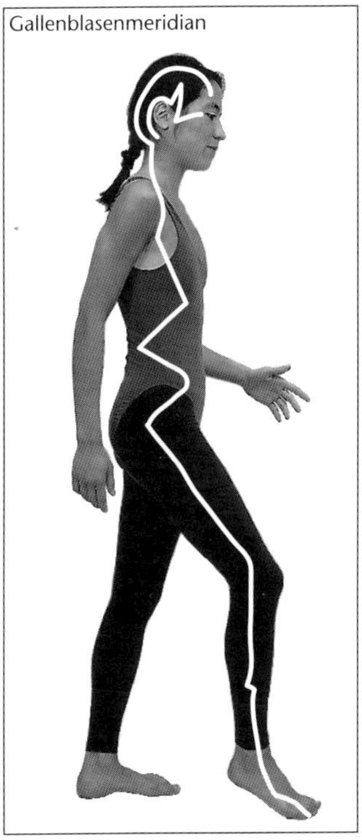

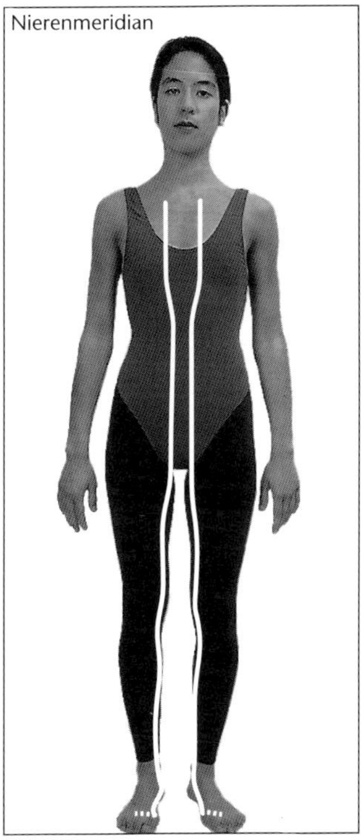

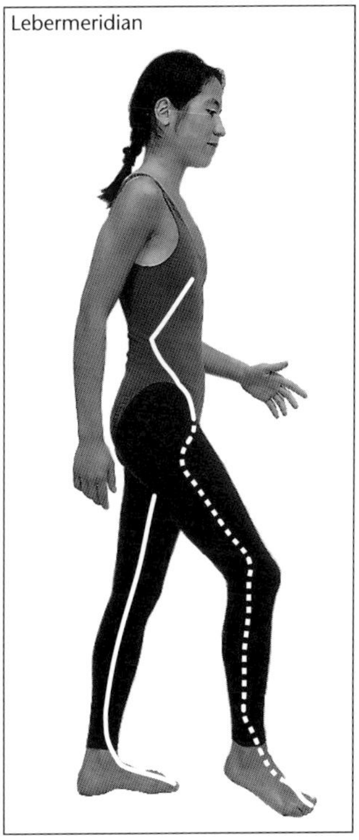

Punktübersicht
Behandelt wurden folgende empfindliche Punkte:
- Frontaler BASIS-Punkt D ipsilateral
- Frontaler YPSILON-Punkt Niere ipsilateral
- Frontaler YPSILON-Punkt Leber ipsilateral
- Frontaler YPSILON-Punkt Gallenblase ipsilateral

Nach der Punktion war bei der Bauchdeckendiagnostik nur noch die Nierenzone links etwas empfindlich.

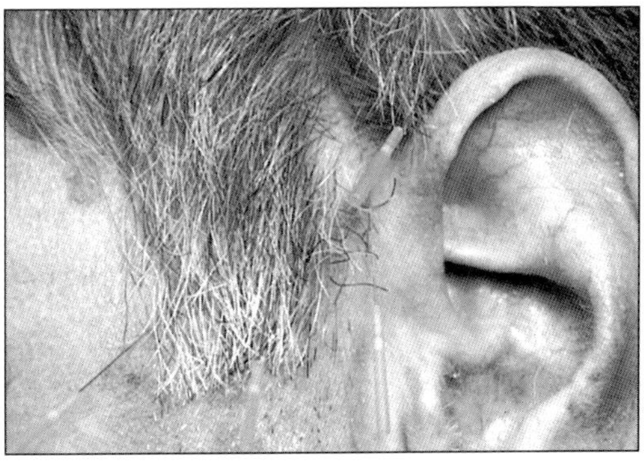

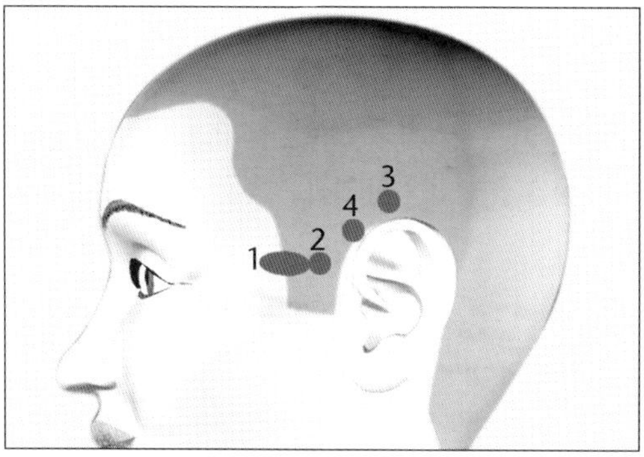

Punktübersicht Modell

- 1 Frontaler BASIS-Punkt D ipsilateral
- 2 Frontaler YPSILON-Punkt Niere ipsilateral
- 3 Frontaler YPSILON-Punkt Leber ipsilateral
- 4 Frontaler YPSILON-Punkt Gallenblase ipsilateral

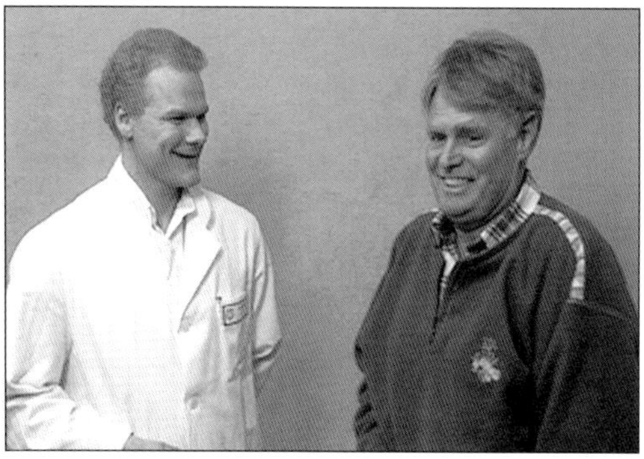

Behandlungsverlauf

Nach etwa 5 Monaten kombinierter Akupunkturbehandlung war die Beweglichkeit des Patienten fast wiederhergestellt und es bestanden nur noch geringe belastungsabhängige Schmerzen.

Körperakupunktur

Bei akuten Beschwerden – Fernpunkte: 3E 5; Gb 34, Gb 41; Bl 62; Le 3, Le 8; MP 6 oder druckdolente Lokalpunkte auf der kontralateralen Seite.
Bei chronischen Beschwerden – Nahpunkte: Gb 30, Gb 31; Bl 36; Ma 30; (eventuell zusätzlich druckdolente Fernpunkte).

Ohrakupunktur

Organ- oder Korrespondenzpunkte: Hüfte (57).
Analgetisch bzw. antiphlogistisch wirkende Punkte: Shen Men (55), Thalamus (26a), Analgesiepunkt, ACTH (13).
Vegetativ ausgleichende Punkte: Vegetativum I (51), Jérôme (29b), Punkt(e) im Bereich der vegetativen Rinne/LWS, Omega-Hauptpunkt, Omega 2-Punkt.
Modalitätsspezifische oder ergänzende Punkte: Leber (97), Niere (95).

Ausleitende Verfahren

Baunscheidt-Therapie oder Cantharidenpflaster über dem Hüftgelenk und dem Trochanter major, ggf. auch über dem ISG.

Neuraltherapie

Quaddelung über dem Hüftgelenk; Infiltration von Triggerpunkten; Injektion an den Trochanter major; Injektion an das Hüftgelenk; Störfeldabklärung.

Progressive Muskelrelaxation nach Jacobson

Bei allen Arten von Schmerz- und Verspannungszuständen sinnvoll einsetzbar. Durch systematische aktive Muskelanspannung mit nachfolgender bewußter Entspannung Einstellung eines Normotonus der gesamten Körpermuskulatur.

Physikalische Therapiemaßnahmen

Bei Schmerzzuständen: Wärmeapplikation bei Verträglichkeit (Fango, Heiße Rolle); Elektrotherapie (Kurzwelle, Ultrareizstrom, Interferenzstrom); Querfriktionen; Manuelle Therapie (intermittierende Traktionen in aktueller Ruhestellung).
Bei Bewegungseinschränkungen: Mobilisationstechniken (Querdehnung der Außenrotatoren, Flexoren und Adduktoren); Manuelle Therapie (Traktion in Zielstellungen wie zum Beispiel endgradig eingestellter Extension); Training der physiologischen aufrechten Körperhaltung, Gangschulung; Beratung bezüglich Schuhwerk und Gehhilfen.

Homöo-, Phytotherapie

Beinwellwurzel, Arnikablüten, Harpagophytum, Fichtennadelöl (extern).
Präparate: Symphytum Spl., Dulcamara Spl., Berberis Spl., Vertebra-Cpl.-Injektionslösung, Zeel-, Traumeel-Inj, Phlogenzym.

Gonalgie/Gonarthrose

Häufigste Arthroseform; zwischen dem 30. und 50. Lebensjahr weisen bereits 50% der Bevölkerung arthrotische Veränderungen im Kniegelenk auf; primäre Manifestation im Femoropatellargelenk.
Ursachen sind angeboren, idiopathisch, Inkongruenzarthrose bei Varus- und Valgusfehlstellungen, posttraumatisch, entzündlich.

Klinik

Anlauf-, Ermüdungs- und Belastungsschmerzen, bei entzündlichen Geschehen Dauer- und Nachtschmerzen; Funktionseinschränkungen: Verändertes Gangbild, Schonhinken, zunehmende Bewegungseinschränkung, langsame Zunahme der Beschwerden über Jahre; Steifigkeit und Schwellungsgefühl in der Kniekehle.

Patient BASIS-Punkte

Patientenvorstellung

Der 66jährige Patient berichtete über seit 20 Jahren bestehende chronische Bewegungsschmerzen im linken Kniegelenk, seit 6 Jahren auch in Ruhe (abends/nachts).

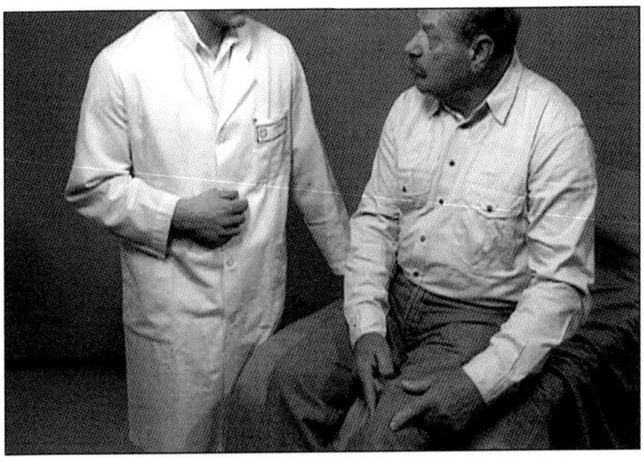

Punktübersicht Patient Basis-Punkte

Behandelt wurden folgende empfindliche Punkte:

- Frontaler BASIS-Punkt D ipsilateral
- Okzipitale BASIS-Punkte G_1 und G_3 ipsilateral

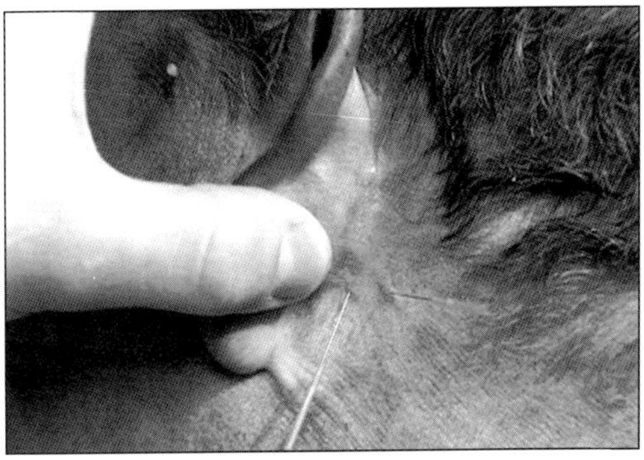

Punktübersicht Modell Basis-Punkte

- 1 Frontaler BASIS-Punkt D ipsilateral
- 2 Okzipitaler BASIS-Punkt G_1 ipsilateral
- 3 Okzipitaler BASIS-Punkt G_3 ipsilateral

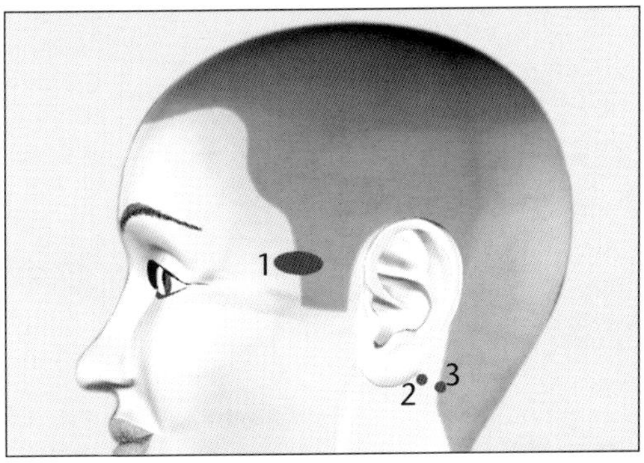

Behandlungsverlauf

Die Beschwerden waren unmittelbar nach der ersten Behandlung fast verschwunden. Die Schädelakupunktur wurde in 1 – 2wöchigen Intervallen in Kombination mit Krankengymnastik fortgeführt.

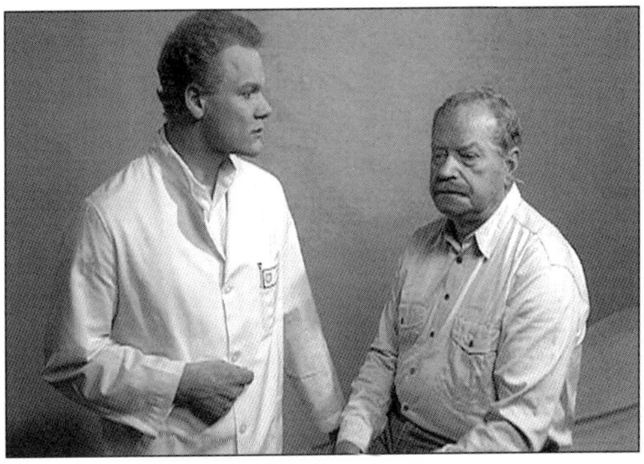

Eigene Notizen

Körperakupunktur
Bei akuten Beschwerden - Fernpunkte: 3E 5; Di 10, Di 11; Bl 58, Bl 60; Gb 40; MP 6 oder druckdolente Lokalpunkte auf der kontralateralen Seite.
Bei chronischen Beschwerden - Nahpunkte: MP 9, MP 10; Ma 34 – 36; Gb 33, Gb 34; Le 8; Bl 40 (Mikroaderlaß); Ni 10; Extrapunkt 31, Extrapunkt 32.
Eventuell zusätzlich druckdolente Fernpunkte. Weiterhin hat es sich bewährt, acht Akupunkturnadeln kreisförmig um die Patella zu setzen.

Ohrakupunktur
Organ- oder Korrespondenzpunkte: Kniegelenk, chin. (49a), Kniegelenk, franz. (49b).
Analgetisch bzw. antiphlogistisch wirkende Punkte: Shen Men (55), ACTH (13), Thalamus (26a), Analgesiepunkt.
Vegetativ ausgleichende Punkte: Jérôme (29b), Vegetativum I (51).
Modalitätsspezifische oder ergänzende Punkte: Niere (95).

Ausleitende Verfahren
Baunscheidt-Therapie oder Cantharidenpflaster über dem medialen und/oder lateralen Kniegelenksspalt.

Neuraltherapie
Quaddelung um das Kniegelenk, über den Kniegelenksspalten und um die Patella herum; Injektionen an schmerzhafte Muskel- und Sehnenansätze; Injektionen an und in das Kniegelenk; Störfeldabklärung.

Physikalische Therapiemaßnahmen
Bei Schmerzzuständen: Wärmeapplikation bei Verträglichkeit (Fango, Heiße Rolle, Heilerdeumschläge); Elektrotherapie (Kurzwelle, Ultrareizstrom, Interferenzstrom, stabile Galvanisation, diadynamische Ströme).
Bei Bewegungseinschränkungen: Mobilisationstechniken (Querdehnung der Außenrotatoren, Flexoren und Adduktoren); Manuelle Therapie (Traktion in Zielstellungen wie zum Beispiel endgradig eingestellter Extension); Training der physiologischen Körperhaltung, Gangschulung; Beratung bezüglich Schuhwerk und Gehhilfen.

Homöo-, Phytotherapie
Beinwellwurzel, Arnikablüten, Harpagophytum, Phlogenzym, Fichtennadelöl (extern).
Präparate:
- Akute Beschwerden: Symphytum Spl.
- Serofibrinöse Entzündungen: Ranunculus Spl. im Wechsel mit Ledum Spl.
- Neuralgiforme Schmerzen: Aconitum Spl. im Wechsel mit Dioscorea Spl.
- Rheumatisch: Berberis Spl. im Wechsel mit Colchicum Spl.
- Injektionstherapie: Zeel-Inj., Vertebra-Cpl.-Injektionslösung und Spondylose-Injektopas
- Externa: Hocura-Spondylose novo Salbe, Kytta Salbe.

Funktionelle Störungen

Sinusitis

Entzündungen der Nasennebenhöhlen-Schleimhaut treten häufig in Verbindung mit anderen akuten Infektionskrankheiten des Respirationstrakts auf. Bei Erwachsenen ist meistens der Sinus maxillaris (beidseits) betroffen. Ursachen sind über die Nasenhaupthöhle fortgeleitete bakterielle oder virale Infektionen, Zahnherde in Nachbarschaft des Sinus maxillaris, seltener hämatogene Ursachen.

Klinik

Diffuser, dumpfer Klopf- und Gesichtsschmerz, Abgeschlagenheit, eitriger Nasenausfluß; Behinderung der Nasenatmung; chronische Verlaufsformen können symptomarm sein.

Patient BASIS-Punkte

Patientenvorstellung

Der 28jährige OP-Pfleger litt seit drei Wochen unter ständigem Schnupfen mit Druck in der Stirnhöhle und Luftnot, die sich durch die Tätigkeit im OP und das Tragen des Mundschutz verstärkten. Nasentropfen brachten keine Linderung.

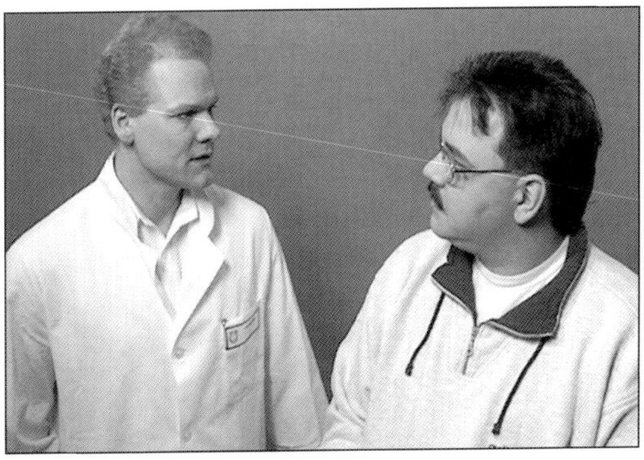

Punktübersicht Patient Basis-Punkte

Behandelte wurden folgende empfindliche Punkte:

- Frontaler BASIS-Punkt A beidseits
- Frontaler BASIS-Punkt Nase beidseits

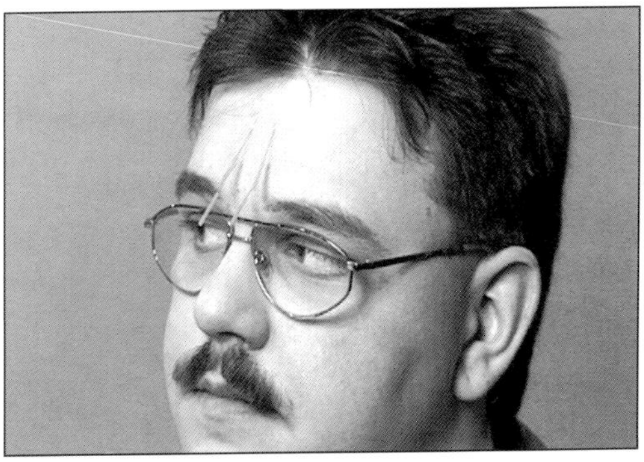

Punktübersicht Modell Basis-Punkte

- 1 Frontaler BASIS-Punkt A beidseits
- 2 Frontaler BASIS-Punkt Nase beidseits

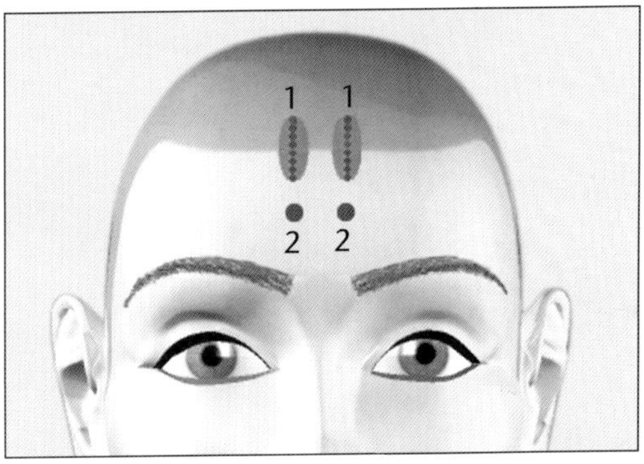

Behandlungsverlauf

Direkt nach der Akupunktur trat eine Beschwerdelinderung ein, nach ca. fünf Minuten ging viel Sekret ab, die Nase war frei, und der Patient bekam gut Luft. Der Druck in der Stirnhöhle hatte deutlich nachgelassen.

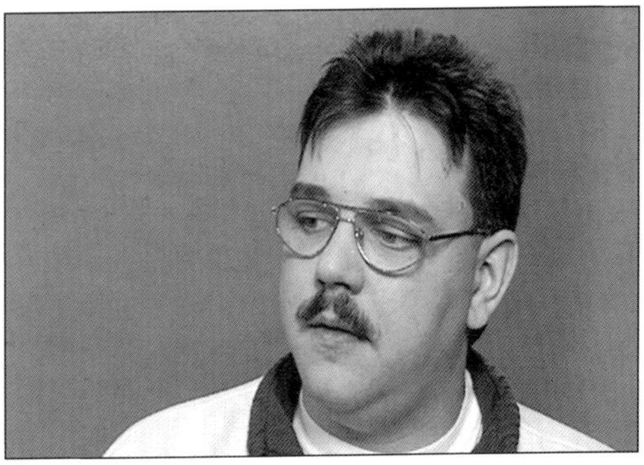

Eigene Notizen

Körperakupunktur
Di 4, Di 11, Di 20; Ma 2; Dü 18; Bl 2; Extra 1 (Yintang); Ma 40 (schleimlösend).

Ohrakupunktur
Organ- oder Korrespondenzpunkte: Innere Nase (16), Stirn (33).
Analgetisch bzw. antiphlogistisch wirkende Punkte: ACTH (13), Shen Men (55), Polster (29).
Vegetativ ausgleichende Punkte: Vegetativum II (34), Anti-Aggression (PT 1), Frustrationspunkt.
Modalitätsspezifische oder ergänzende Punkte: Lunge (101).

Neuraltherapie
Störfeldsuche (Zahnherde, -granulome), Injektionen an die Nervenaustrittspunkte (N. supraorbitalis, N. infraorbitalis, Nn. palatini); Lokalanästhetika in Sprayform an die untere und mittlere Nasenmuschel applizieren; Injektion an das Periost der Nasenwurzel; ggf. Injektionen an die Ganglien (Ggl. stellatum, Ggl. sphenopalatinum, Ggl. cervicale superius).

Physikalische Therapiemaßnahmen
Balneotherapie (Wasserdampfinhalationen mit ätherischen Ölen); Elektrotherapie (Kurzwellentherapie).

Symbioselenkung nach Herget
Wichtige Basistherapie bei Erkrankungen der Schleimhäute. Vorher mikrobielle Diagnostik, ggf. antimykotische Therapie.
1. Phase: Reduzierung der pathogenen anaeroben Darmflora (Ozovit).
2. Phase: Aufbau eines physiologischen Dünndarmmilieus (Markalakt) und Anregung der exkretorischen Drüsen (Amara-Mischung, Hepaticum pascoe novo).
3. Phase: Mikrobiologische Therapie mit Substitution physiologischer Bakterienkulturen wie Lactobacillus bifidus, Acidophilus und E. coli.

Homöo-, Phytotherapie
Sonnenhut, Ausleitungsmittel, Lymphmittel.
Präparate: Esberitox N, Scrophularia Spl., Mercurius solubilis Spl., Kalium chloratum I u. II Spl., Luffa comp. Tropfen-Pascoe N, Lymphdiaral Tr.

Asthma bronchiale

Anfallsweise auftretende Obstruktion der Atemwege, verursacht durch exogene oder endogene Reize auf dem Boden eines hyperreagiblen Bronchialsystems.

- *Exogen-allergisches Asthma:* Auslösung über IgE-vermittelte Immunreaktionen (Typ 1) durch exogene Allergene (Hausstaubmilben, Pollen, Mehlstaub); häufig positive Familienanamnese.
- *Nicht-allergisches Asthma:* Auslösung durch Infekte, körperliche Anstrengung, kalte Luft, Staub, Pharmaka, Streß.

Anmerkung: Bei Beginn einer Behandlung mit der Schädelakupunktur (ggf. in Kombination mit Körperakupunktur) bestehende Medikation nicht abrupt absetzen, sondern in gewohnter Weise weiterführen. Bei Beschwerdelinderung langsam die Medikation reduzieren.

Klinik

Anfallsweise auftretende Atemnot mit exspiratorischem Stridor (Leitsymptom), verlängertem Exspirium, Hustenreiz, Tachykardie, Zyanose, vermehrtem Einsatz der Atemhilfsmuskulatur.

Patient BASIS-Punkte
plus YPSILON-Punkt (Softlaser)

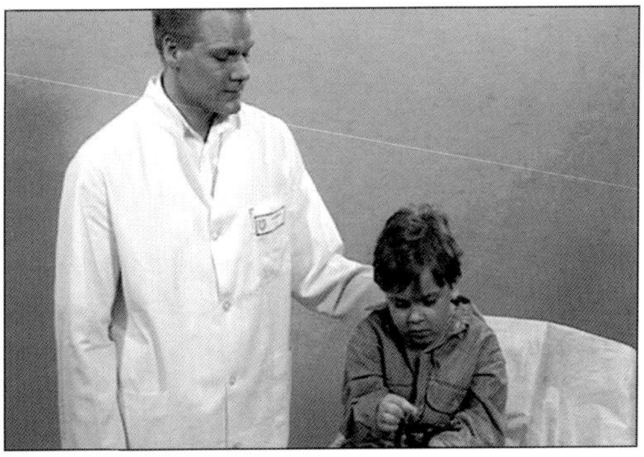

Patientenvorstellung

Der 5jährige Patient litt seit seiner Geburt an Neurodermitis, chronischer Bronchitis und seit eineinhalb Jahren zusätzlich an allergischem Asthma bronchiale.

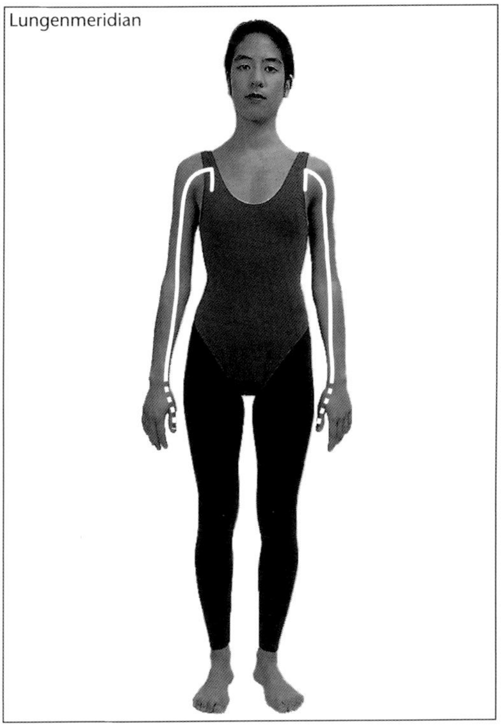

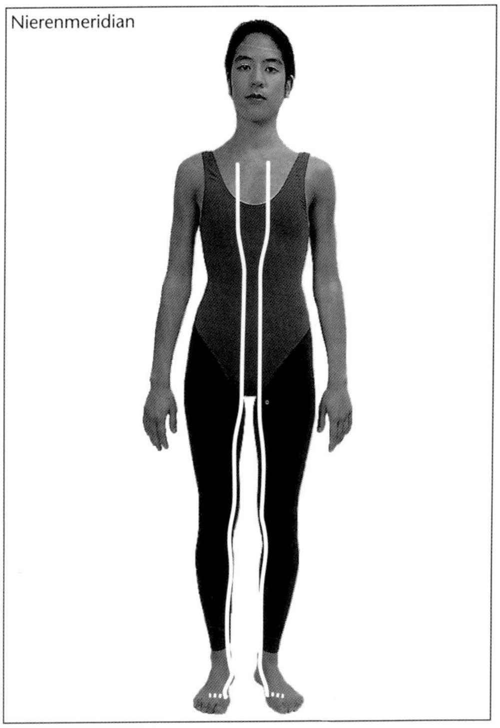

Punktübersicht Patient BASIS-Punkte

Behandelt wurde folgender Punkt:

- Frontaler BASIS-Punkt E beidseits

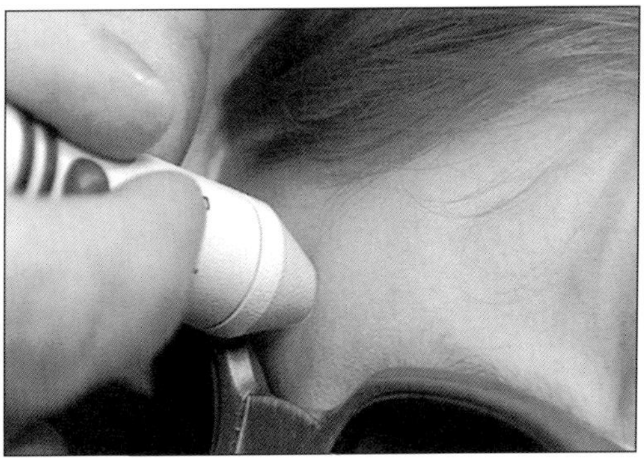

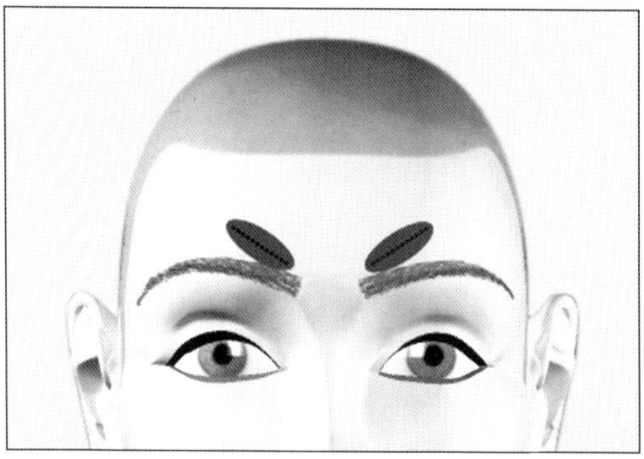

Punktübersicht Modell BASIS-Punkte

- Frontaler BASIS-Punkt E beidseits

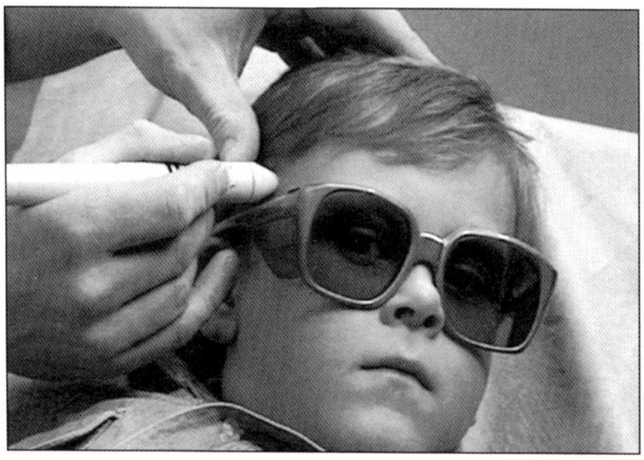

Punktübersicht Patient YPSILON-Punkte

Behandelt wurden folgende Punkte:

- Frontaler Nierenpunkt beidseits
- Frontaler Lungenpunkt beidseits

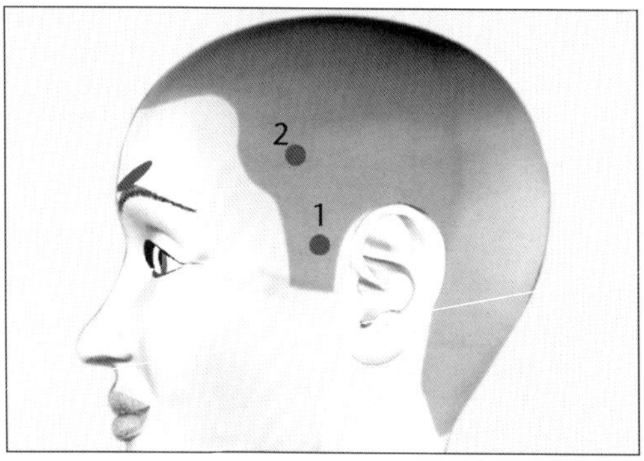

Punktübersicht Modell YPSILON-Punkte

- 1 Frontaler Nierenpunkt beidseits
- 2 Frontaler Lungenpunkt beidseits

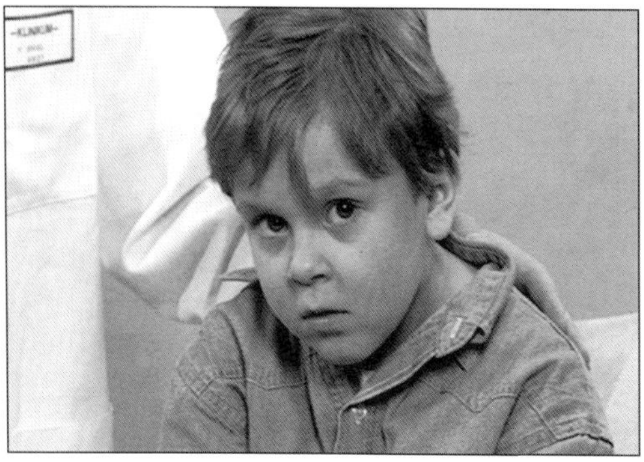

Behandlungsverlauf

Als adjuvante Therapiemaßnahme wurde bei diesem Patienten eine Intervallbehandlung mit Laser-Schädelakupunktur und Laser-Ohrakupunktur durchgeführt.
Gerade bei Kindern können mit dem Softlaser die empfindlichen Punkte vollkommen schmerzfrei behandelt werden.

Körperakupunktur

Bei Asthma bronchiale vorsichtig mit Akupunktur beginnen!
Nahpunkte: Bl 13, Bl 17, Bl 42; KG 17; Lu 1; 3E 15; Ma 12 – 15; Ni 27, LG 12, LG 14, LG 20.
Fernpunkte: Lu 5, Lu 7, Lu 9; MP 6, MP 10; Di 4, Di 11; Ni 3; Bl 23; Ma 36, Ma 40; KG 4.

Ohrakupunktur

Organ- oder Korrespondenzpunkte: Plexus bronchopulmonalis, Lunge (101).
Analgetisch bzw. antiphlogistisch wirkende Punkte: ACTH (13), Shen Men (55), Polster (29).
Vegetativ ausgleichende Punkte: Vegetativum I (51), Vegetativum II (34), Omega Hauptpunkt, Omega 1-Punkt, Omega 2-Punkt, Anti-Aggression (PT 1), Angst-Sorge (PT 2).
Modalitätsspezifische oder ergänzende Punkte: Allergiepunkt (78), Thymus, Interferonpunkt, Niere (95), Ganglion stellatum, Asthma-Punkt (31).

Ausleitende Verfahren

Schröpftherapie (trocken oder blutig) über der paravertebralen Muskulatur im oberen Thoraxbereich oder Baunscheidt-Therapie; Aderlaß.

Neuraltherapie

Segmenttherapie: Quaddeln paramedian beidseits neben dem Sternum und paravertebral beidseits in Höhe von C7 – Th10.

Progressive Muskelrelaxation nach Jacobson

Bei allen Arten von Schmerz- und Verspannungszuständen sinnvoll einsetzbar. Durch systematische aktive Muskelanspannung mit nachfolgender bewußter Entspannung Einstellung eines Normotonus der gesamten Körpermuskulatur.

Physikalische Therapiemaßnahmen

Im akuten Anfall: Erleichterung der Atemarbeit durch Lippenbremse, atemerleichternde Ausgangsstellungen (Kutschersitz).
Abklingender Anfall: Sekretlösung/-freiheit: Thoraxvibrationen; aktive und passive Dehn- und Dehndrehlagerung; Hautabhebegriffe am Thorax zur Vertiefung der Atmung; Hydrotherapie: Heiße Rolle am Thorax; feuchtheiße Wickel über dem Sternum; Salbeneinreibungen. Verbesserung der Ausdauer und der allgemeinen körperlichen Leistungsfähigkeit. Patienteninformation: Erkennen atemnotauslösender Situationen, Verbesserung der Körperwahrnehmung. Tonussenkende Maßnahmen folgender Muskeln, die bei der Atmung eingesetzt werden: Interkostalmuskulatur, Mm. pectoralis major et minor, M. serratus anterior, M. subscapularis, M. subclavius, M. sternocleidomastoideus, Mm. scaleni, M. trapezius, M. levator scapulae, Bauchmuskeln.

Unspezifische Desensibilisierung

Umstimmungstherapie bei allergischen Erkrankungen; Durchführung nach Möglichkeit vor der Exposition.
1. Phase: Unspezifische Desensibilisierung mit Acidum formicicum (Ameisensäure) in ansteigenden Dosierungen s.c. oder i.m.
2. Phase: Unspezifische Desensibilisierung mit Acidum formicicum in ansteigenden Dosierungen kombiniert mit Eigenblut s.c. oder i.m.
3. Phase: Unspezifische Desensibilisierung mit Acidum formicicum in ansteigenden Dosierungen kombiniert mit oxigeniertem Eigenblut s.c. oder i.m.

Symbioselenkung n. Herget

Vorher mikrobielle Diagnostik, ggf. antimykotische Therapie.
1. Phase: Reduzierung der pathogenen anaeroben Darmflora (Ozovit).
2. Phase: Aufbau eines physiologischen Dünndarmmilieus (Markalakt) und Anregung der exkretorischen Drüsen (Amara-Mischung, Hepaticum pascoe novo).
3. Phase: Mikrobiologische Therapie mit Substitution physiologischer Bakterienkulturen wie Lactobacillus bifidus, Acidophilus und E. coli.

Homöo-, Phytotherapie

Ammi-visnaga-Früchte, Vogelknöterichkraut, Stechapfel, Haselwurz, Efeublätter, Thymiankraut, Minzöl (extern).
Präparate: Yerba santa Spl., Hyoscyamus Spl., Cetraria Spl., Tussiflorin Saft/Tropfen, Tussiflorin forte. Injektionstherapie: Allergie-, Asthma-, Broncho-, Juniperus-Komplex-Injektopas.

Oberbauchsyndrom

Unspezifische Oberbauchbeschwerden (funktionelle Magen-Darm-Störungen) wie Reizmagen und Reizdarm-Syndrom stellen in der Praxis häufige und schwer behandelbare Beschwerdebilder dar. Zuvor müssen organische Ursachen unbedingt ausgeschlossen werden.

Klinik

Im Vordergrund stehen Schmerzen unterschiedlicher und unkonstanter Charakteristik, die häufig nicht genau lokalisierbar und für die Betroffenen sehr belastend sind. Die Beschwerden bestehen häufig über einen längeren Zeitraum und entziehen sich therapeutischen Bemühungen. In der Regel findet sich trotz mehrfacher Abklärung kein organischer Befund.

Differentialdiagnose

Refluxösophagitis, Gastritis, Ulcus ventriculi et duodeni, Cholezystitis, Cholelithiasis, Pankreas- und Darmerkrankungen, Thoraxerkrankungen (Aneurysma, Myokardinfarkt der Hinterwand).

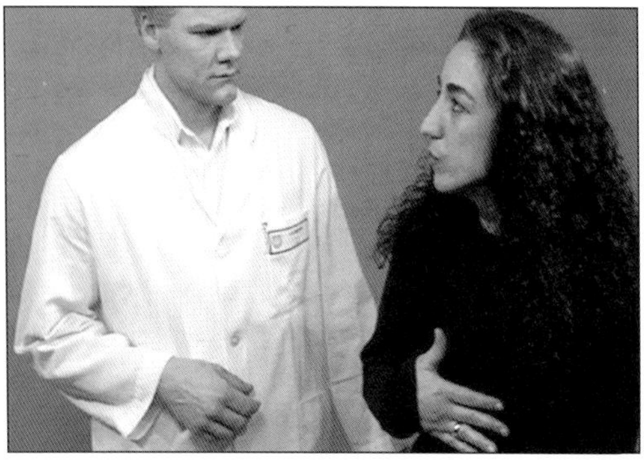

Patient YPSILON-Punkte

Patientenvorstellung

Die 34jährige Patientin berichtete über Sodbrennen, Schmerzen und Druck- und Völlegefühl im Oberbauch, verstärkt bei Nüchternsein und Ärger. Ein Ulcus duodeni war erfolgreich behandelt worden, aber die Beschwerden waren seitdem nicht zurückgegangen.

Bauchdeckendiagnostik Patient
Bei der Bauchdeckendiagnostik besonders empfindlich waren:
- Magenzone
- Dickdarmzone
- Nierenzone beidseits

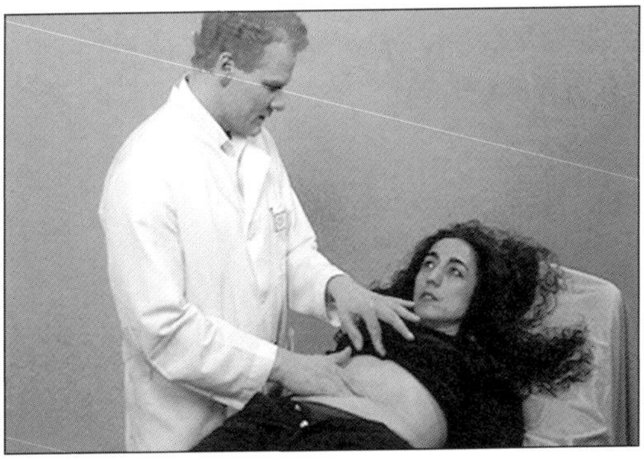

Bauchdeckendiagnostik Modell
- 1 Magenzone
- 2 Dickdarmzone
- 3 Nierenzone beidseits

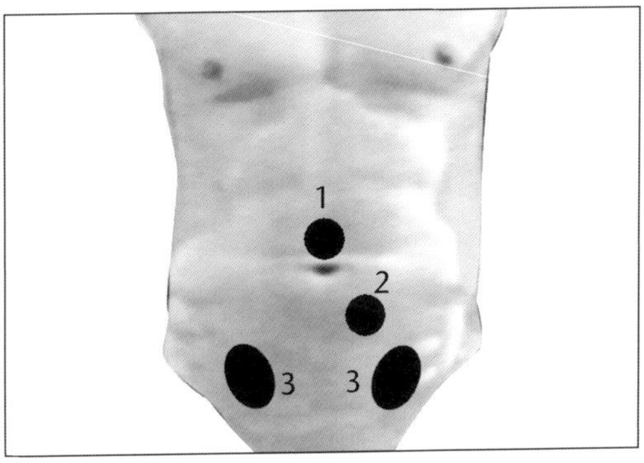

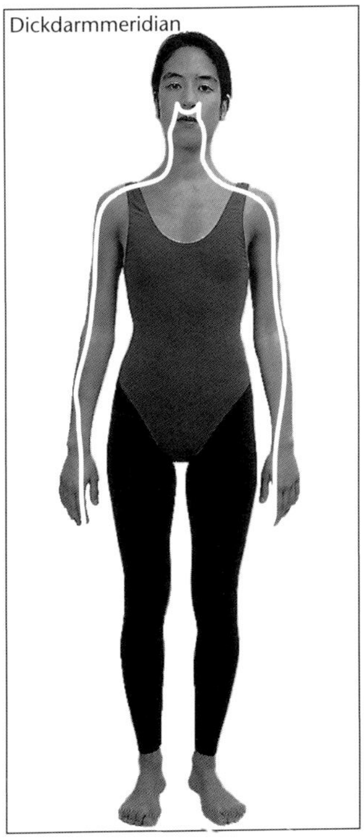

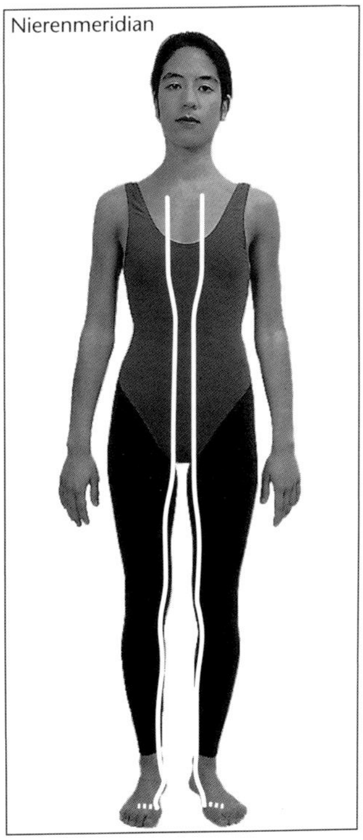

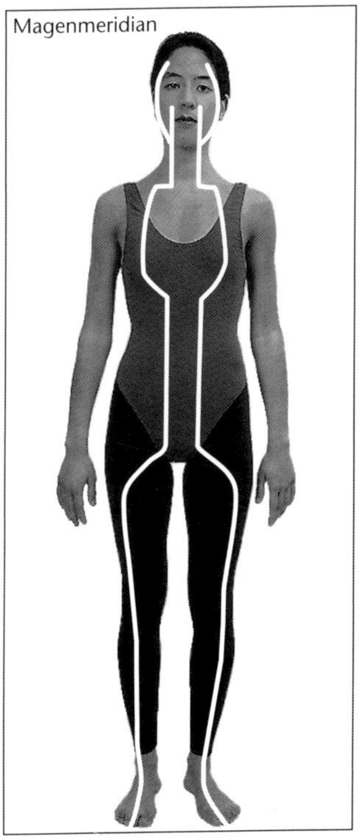

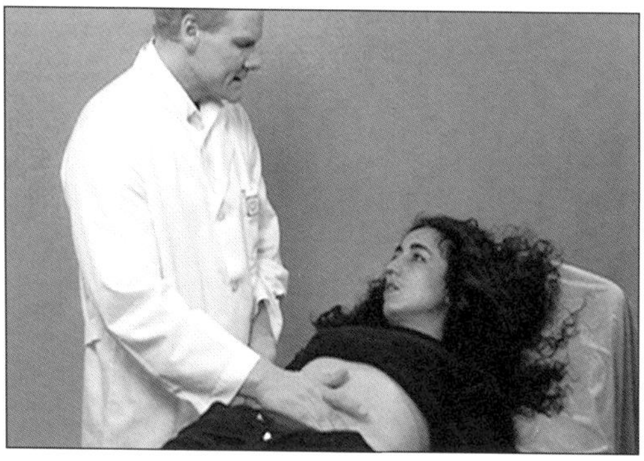

Punktübersicht Patient YPSILON-Punkte
Behandelt wurden folgende empfindliche Punkte:
- Frontaler Magenpunkt beidseits
- Frontaler Dickdarmpunkt beidseits
- Frontaler Nierenpunkt links

Nach der Punktion war nur noch die Dickdarmzone etwas empfindlich.

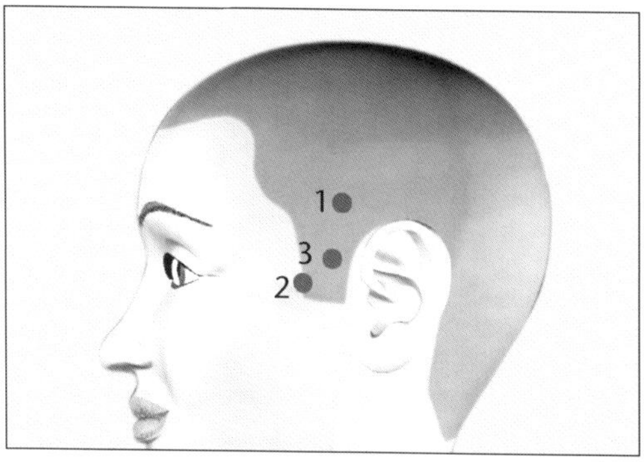

Punktübersicht Modell YPSILON-Punkte
- 1 Frontaler Magenpunkt beidseits
- 2 Frontaler Dickdarmpunkt beidseits
- 3 Frontaler Nierenpunkt links

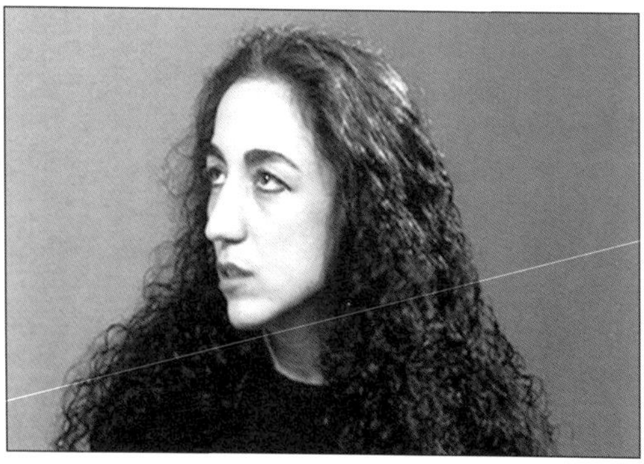

Behandlungsverlauf
Da eine chronische Schmerzsymptomatik vorlag, wurde die Patientin einmal wöchentlich behandelt. Die Beschwerden bildeten sich hierunter fast völlig zurück.
Die bei der Patientin ebenfalls diagnostizierte Darmdysbiose wurde durch eine Darmsanierung therapiert.

Körperakupunktur
Hauptpunkte: Bl 18 – Bl 25; Ma 36, Ma 37; KS 6; KG 5, KG 6, KG 12; Di 11.
Evtl. zusätzliche Punkte: Di 4, Di 10; Ma 25, Ma 40; MP 4, MP 6; Le 3; Ni 3; ggf. KG 8 (Moxibustion).

Ohrakupunktur
Organ- oder Korrespondenzpunkte: Magen-Kardia (86), Magen (87), Dünndarm (89), Kolon (91), Plexus solaris, Plexus hypogastricus, Nullpunkt (82), Retro-Nullpunkt.
Analgetisch bzw. antiphlogistisch wirkende Punkte: Shen Men (55), Polster (29).
Vegetativ ausgleichende Punkte: Vegetativum I (51), Vegetativum II (34), Omega 1-Punkt, Omega 2-Punkt, Jérôme (29b), Anti-Aggression (PT 1), Angst-Sorge (PT 2), Anti-Depression (PT 3), Kummer-Freude (PT 4).
Modalitätsspezifische oder ergänzende Punkte: Niere (95), Leber (97), Milz (98), Sympathische Ganglienkette, Ganglion cervicale medius.

Ausleitende Verfahren
Trockene Schröpfung über den entsprechenden Arealen: Leber-, Gallenblasen-, Pankreas- und Magenzone. Diese Zonen befinden sich paravertebral und bilateral in Höhe Th9 – Th12.

Neuraltherapie
Segmentale Quaddelungen über dem Epigastrium; paravertebrale Injektionen Th10 – Th12; Injektionen an die Voglerschen Punkte; präperitoneale Injektionen (ggf. Störfeldtherapie).

Physikalische Therapiemaßnahmen
Reflexzonentherapie: Bindegewebsmassage.
Wärmeapplikation: Leibwickel, Heiße Rolle in den entsprechenden Segmenten (C3 – C5, Th4 – Th10 auf der linken Seite).

Symbioselenkung n. Herget
Vorher mikrobielle Diagnostik, ggf. antimykotische Therapie.
1. Phase: Reduzierung der pathogenen anaeroben Darmflora (Ozovit).
2. Phase: Aufbau eines physiologischen Dünndarmmilieus (Markalakt) und Anregung der exkretorischen Drüsen (Amara-Mischung, Hepaticum pascoe novo).
3. Phase: Mikrobiologische Therapie mit Substitution physiologischer Bakterienkulturen wie Lactobacillus bifidus, Acidophilus und E. coli.

Homöo-, Phytotherapie
Kamillenblüten, Pfefferminze, Melisse, Tausendgüldenkraut, Beifuß, Schafgarbe, Weißkohl, Leinsamen.
Präparate: Carminativum-Pascoe, Ulcu-Pasc, Pascomag, Markalakt, Argentum nitricum Spl., Pascopankreat novo, Amara-Tropfen-Pascoe.

- Konstitutionell: Artemisia Spl., Thymus Spl., Nux vomica Spl., Lycopodium Spl.
- Injektionstherapie: Obatri-Injektopas.

Vegetatives Urogenital-syndrom/Prostatodynie

Chronische, von Prostata- und Dammbereich ausgehende Schmerzen mit unklarer Genese und ohne organische Beteiligung.

Klinik

Diffuse, dumpfe Schmerzen in der Dammregion, ausstrahlend in Hoden und Leistenbereich; Brennen und Jucken in der Harnröhre, perianales Unbehagen.

Differentialdiagnose

Bakterielle Prostatitis, Prostataabszeß, Tumore, Vesikulitis.

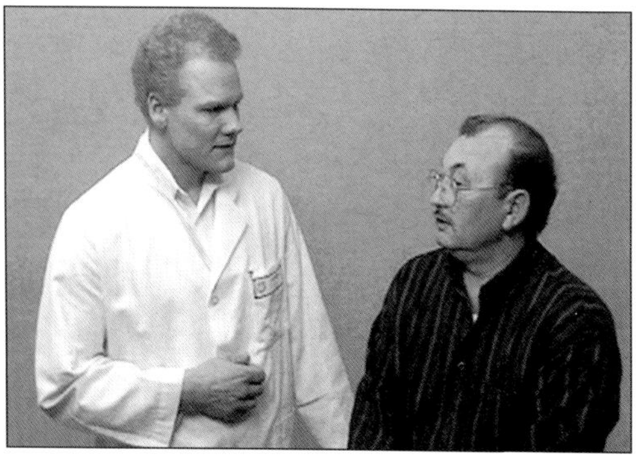

Patient YPSILON-Punkte

Patientenvorstellung

Der 46jährige Patient berichtete über seit ca. 3 Jahren bestehende Schmerzattacken im Unterleib, manchmal bis in den Rücken, das Genitale und in die Füße ausstrahlend. Die blitzartig einschießenden Schmerzen traten bis zu 10mal am Tag auf und hielten ca. 10 Minuten an. Eine antibiotische Behandlung blieb ohne Erfolg.
Weitere Diagnosen waren chronisches LWS-Syndrom, ISG-Blockierung und Sinusitis.

Bauchdeckendiagnostik Patient
Bei der Bauchdeckendiagnostik besonders empfindlich waren:
- Dickdarmzone
- Nierenzone beidseits

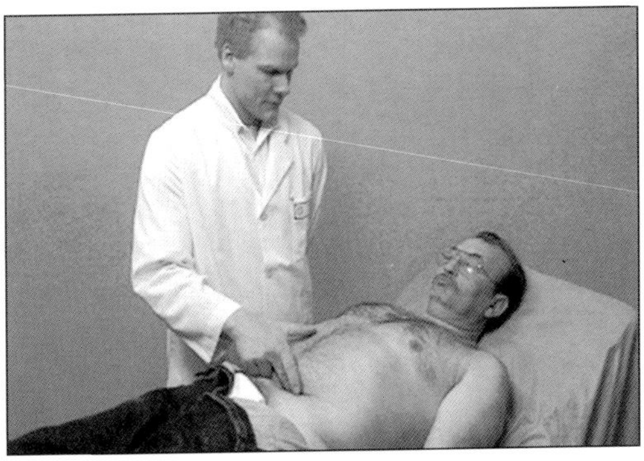

Bauchdeckendiagnostik Modell
- 1 Dickdarmzone
- 2 Nierenzone beidseits

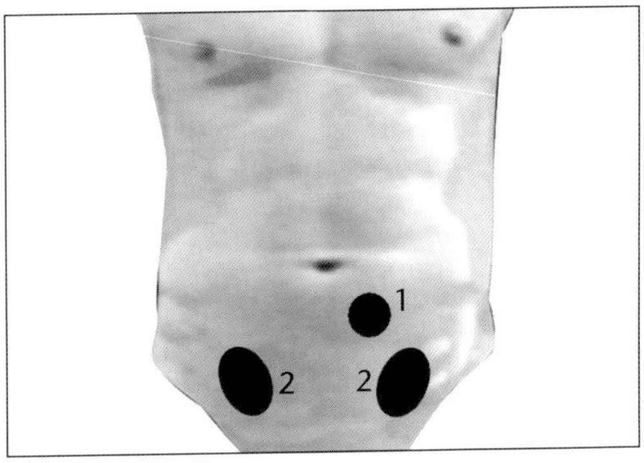

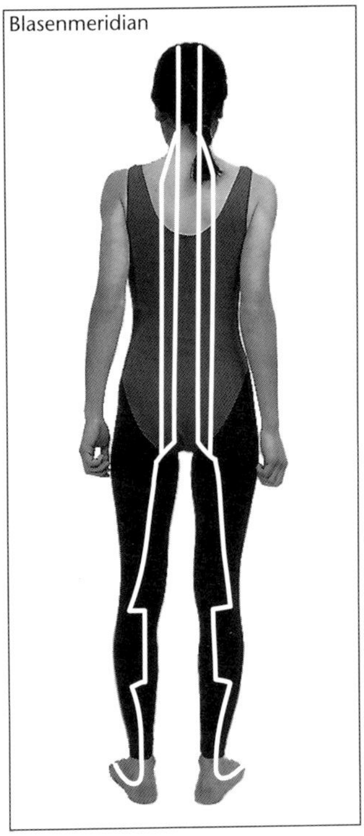

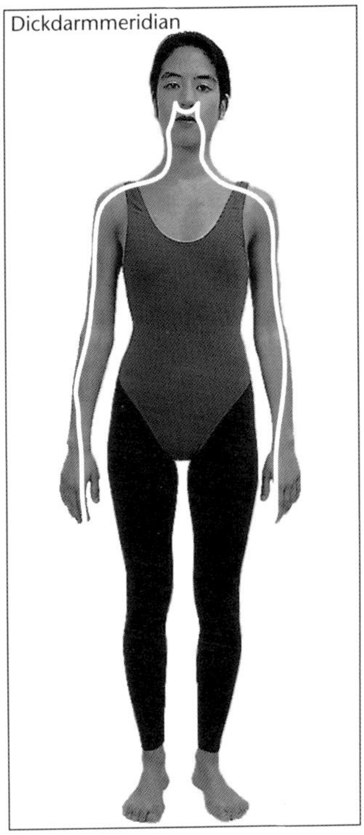

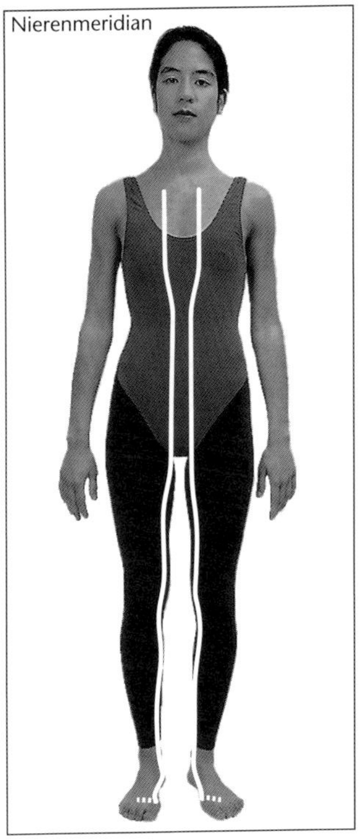

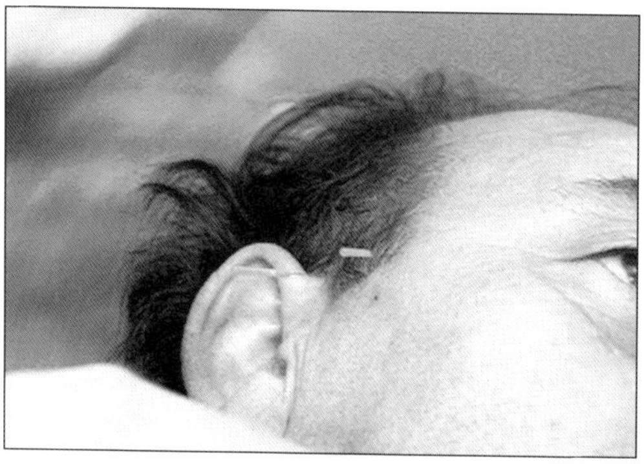

Punktübersicht Patient YPSILON-Punkte
Behandelt wurden folgende empfindliche Punkte:

- Frontaler Nierenpunkt beidseits
- Frontaler Dickdarmpunkt beidseits

Nach der Punktion waren sämtliche Bauchdeckentestzonen nicht mehr empfindlich.

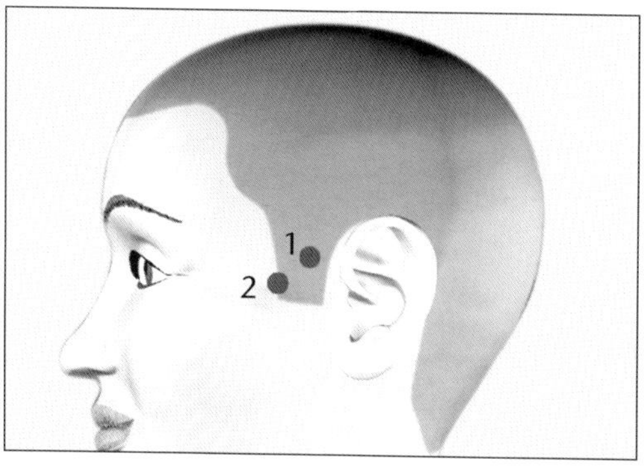

Punktübersicht Modell YPSILON-Punkte

- 1 Frontaler Nierenpunkt beidseits
- 2 Frontaler Dickdarmpunkt beidseits

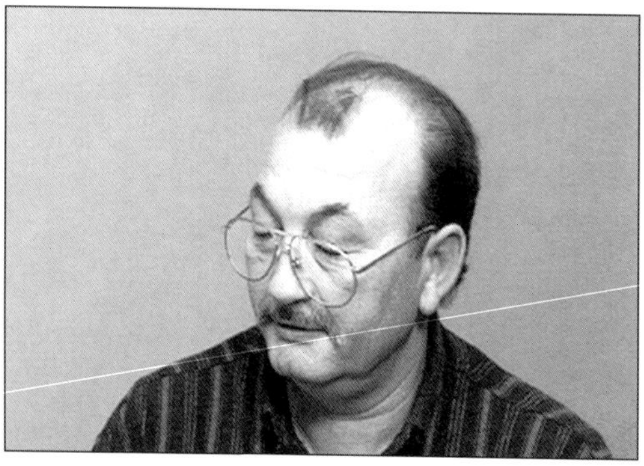

Behandlungsverlauf
Durch die Schädelakupunkturbehandlung traten die Schmerzattacken nur noch sehr selten und nur noch in leichter Ausprägung auf.

Körperakupunktur
KG 2 – 6; MP 6; Ma 36; Le 3, Le 8; Ni 3; Bl 23, Bl 28, Bl 67.

Ohrakupunktur
Organ- oder Korrespondenzpunkte: Plexus urogenitalis, Prostata (93), Blasen-Nieren-Areal, Urethra.
Analgetisch bzw. antiphlogistisch wirkende Punkte: Shen Men (55).
Vegetativ ausgleichende Punkte: Vegetativum I (51), Herz (100).
Modalitätsspezifische oder ergänzende Punkte: Uterus (58), Ovar (Gonadotropin-Punkt) (23), Niere (95).

Neuraltherapie
Ausschluß bzw. Behandlung kausaler Ursachen; bei Entzündungen der Prostata keine Injektionen in und an die Prostata; Segmenttherapie als Quaddelungen über dem Steißbein; bei Störfeldverdacht suprapubische Injektionen nach Hopfer an die Prostata.

Progressive Muskelrelaxation nach Jacobson
Bei allen Arten von Schmerz- und Verspannungszuständen sinnvoll einsetzbar. Durch systematische aktive Muskelanspannung mit nachfolgender bewußter Entspannung Einstellung eines Normotonus der gesamten Körpermuskulatur.

Physikalische Therapiemaßnahmen
Massage: Reflexzonenmassage im Genitalsegment; Bindegewebsmassage; Bewegungstherapie zur Verbesserung der Durchblutung des Beckenbodens und der Genitalorgane.
Hydrotherapie: Ansteigende Fuß- und Sitzbäder.
Elektrotherapie: Kurzwellenbehandlung.

Symbioselenkung nach Herget
Vorher mikrobielle Diagnostik, ggf. antimykotische Therapie.
1. Phase: Reduzierung der pathogenen anaeroben Darmflora (Ozovit).
2. Phase: Aufbau eines physiologischen Dünndarmmilieus (Markalakt) und Anregung der exkretorischen Drüsen (Amara-Mischung, Hepaticum pascoe novo).
3. Phase: Mikrobiologische Therapie mit Substitution physiologischer Bakterienkulturen wie Lactobacillus bifidus, Acidophilus und E. coli.

Homöo-, Phytotherapie
Zwergpalme, Bärentraubenblätter, samenfreie Gartenbohnenhülsen, Sonnenhut, Wacholderbeeren, Meerrettichwurzel.
Präparate: Remiprostan uno, Cystinol mono, Pascosabal N, Populus Spl., Nephro-Pasc und Uro-Pasc, Esberitox N, Lymphdiaral Tr., Cantharis Spl.

Neurologische Störungen

Zephalgie

Der vasomotorische Kopfschmerz in seiner häufigsten Form äußert sich als dumpfer, diffuser, plötzlich auftretender, teilweise länger anhaltender Schmerz, meist ohne weitere Begleitsymptomatik.
Ursachen sind Vasokonstriktion oder Vasodilatation der Hirngefäße, mit zahlreichen auslösenden Faktoren wie Medikamenten, Drogen (Alkoholabusus), psychischer Belastung oder posttraumatisch.

Differentialdiagnose

Je nach Sitz, zeitlichem Verlauf, Häufigkeit und Auslöser kommen zahlreiche wichtige Differentialdiagnosen in Frage, die der neurologischen, internistischen oder ophthalmologischen Abklärung bedürfen: Migräne, Trigeminusneuralgie, Cluster-Kopfschmerzen (Bing-Horton-Syndrom), Glaukomanfall, apoplektischer Insult, Tumoren, Meningitis, Enzephalitis, Schmerzmittel-Abusus (bei regelmäßiger Einnahme auch geringer Mengen).

Patient BASIS-Punkte

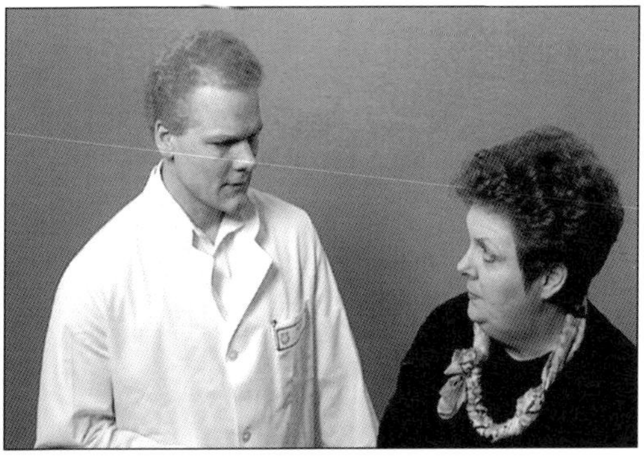

Patientenvorstellung

Die 42jährige Patientin litt seit ihrer Kindheit an Kopfschmerzen, in den letzten Jahren mit zunehmender Intensität und Häufigkeit, vom Nacken nach frontal ziehend, teilweise mit Übelkeit. Sie konnte oft wegen dieser manchmal Tage anhaltenden Beschwerden nicht arbeiten. Nach der letzten Schädelakupunkturserie bestand etwa ein Jahr lang nahezu Beschwerdefreiheit, jetzt traten wieder vermehrt Kopfschmerzen auf.

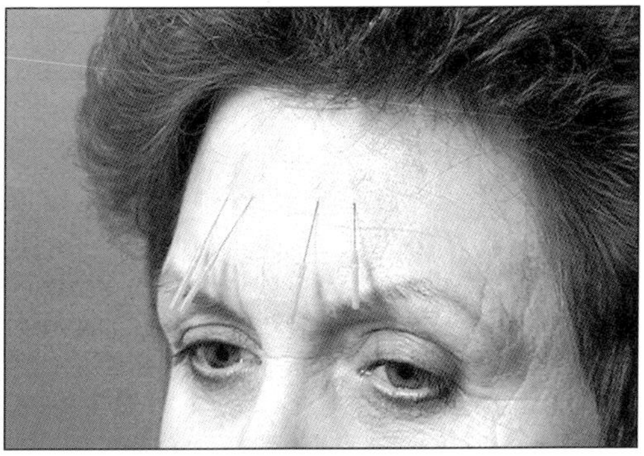

Punktübersicht Patient Basis-Punkte

Behandelt wurden folgende empfindliche Punkte:
- Frontale BASIS-Punkte A beidseits
- Frontale BASIS-Punkte B beidseits

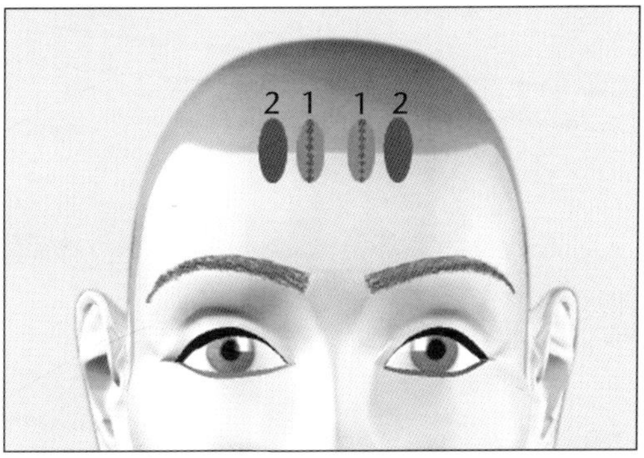

Punktübersicht Modell Basis-Punkte

- 1 Frontale BASIS-Punkte A beidseits
- 2 Frontale BASIS-Punkte B beidseits

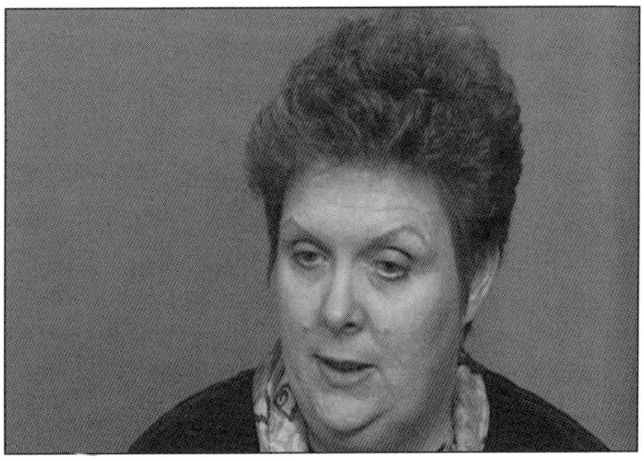

Behandlungsverlauf

Die Schädelakupunktur brachte bei der Patientin gute, anhaltende Behandlungserfolge durch Lockerung der Nackenmuskulatur mit Verbesserung der HWS-Beweglichkeit.

Eigene Notizen

Körperakupunktur

Bei akuten Beschwerden – Fernpunkte entsprechend der Meridianachsen:
Dünndarm – Blase (Tai Yang): Dü 3, Bl 60; Ni 3; ggf. bei Druckdolenz He 7, Bl 58.
3-Erwärmer – Gallenblase (Shao Yang): 3E 5, Gb 39, Gb 43, Le 3, ggf. bei Druckdolenz Ks(Pe) 7, Gb 37.
Dickdarm – Magen (Yang Ming): Di 4, Ma 44, MP 6; ggf. bei Druckdolenz Lu 9, MP 3, Ma 40.
Leber-Meridian (innerer Ast): bei Hypertonie Le 2; bei Hypotonie Le 3.
Bei chronischen Beschwerden: Zusätzlich zu den Fernpunkten Nahpunkte der Meridianachsen entsprechend der „Vorne-hinten-" und „Oben-unten-Regel":
Dünndarm – Blase (Tai Yang): Bl 2, Bl 10, (Bl 8).
3-Erwärmer – Gallenblase (Shao Yang): Gb 3, Gb 20, (Ex 2 „Taiyang").
Dickdarm – Magen (Yang Ming): Di 20, Ma 8, (Ma 4).
Leber-Meridian (innerer Ast): LG 20, (Ex 6 „Sishencong").

Ohrakupunktur

Organ- oder Korrespondenzpunkte: Stirn (33), Sonne (35), Polster (29).
Analgetisch bzw. antiphlogistisch wirkende Punkte: Polster (29), Shen Men (55), Analgesiepunkt.
Vegetativ ausgleichende Punkte: Vegetativum I (51), Vegetativum II (34), Omega-Hauptpunkt, Omega 1-Punkt, Anti-Aggression (PT 1), Angst-Sorge (PT 2), Anti-Depression (PT 3), Kummer-Freude (PT 4).
Modalitätsspezifische oder ergänzende Punkte: Niere (95), Leber (97), Magen (87), Milz (98), Wetterpunkt.

Ausleitende Verfahren

Schröpftherapie (trocken oder blutig) bei Muskelhartspann der Nacken- und Schultermuskulatur; Baunscheidt-Therapie über der paravertebralen Nackenmuskulatur, ggf. Cantharidenpflaster. Ausleitung über Nieren und Leber (diuretische und entgiftende Therapie).

Neuraltherapie

Störfeldabklärung (Tonsillen, Nasennebenhöhlen, Zahnherde, -granulome, Narben, vertebragene Ursachen); Dornenkranz nach Hopfer (horizontale Quaddelreihe um den größten Kopfumfang); intra- und subkutane paravertebrale Injektionen; Infiltration schmerzhafter Triggerpunkte der paravertebralen Nackenmuskulatur und im M. temporalis; Infiltration der Nn. occipitales minor und major; ggf. Stellatumblockade.

Progressive Muskelrelaxation nach Jacobson

Bei allen Arten von Schmerz- und Verspannungszuständen sinnvoll einsetzbar. Durch systematische aktive Muskelanspannung mit nachfolgender bewußter Entspannung Einstellung eines Normotonus der gesamten Körpermuskulatur.

Physikalische Therapiemaßnahmen

Bei akuten Schmerzzuständen: Massage (Ausstreichungen, Zirkelungen im Bereich der Kopf- und Nackenmuskulatur; Bindegewebsmassage); Manuelle Therapie bei Vorliegen von Blockierungen oder Hypomobilität, bei Hypermobilität der Zervikalsegmente stabilisierende Übungen; Hydrotherapie: Aufsteigende Teilbäder, kalte Güsse, Wärmeapplikation (Heiße Rolle, Fango).
Körperwahrnehmungsschulung: Sensibilisierung für unphysiologische Bewegungsmuster (Übungsprogramme zur Bewältigung von alltäglichen motorischen Belastungen).

Homöo-, Phytotherapie

Weidenrinde, Mädesüß, Ginkgo biloba (bei zerebrovaskulärer Insuffizienz), Minzöl (extern).
Präparate: Pascodolor, Dolor loges; symptomatisch: Iris Spl. im Wechsel mit Gelsemium Spl.; nach Reizmittelmißbrauch: Nux vomica Spl. (homöopathische Einzelmittel je nach Arzneimittelbild).

Migräne

Vorzugsweise einseitig auftretende, allmählich zunehmende und länger anhaltende Kopfschmerzen; häufig begleitet von erhöhter Licht- und Lärmempfindlichkeit.
Einfache Migräne: Halbseitige, pulsierende Kopfschmerzen mit vegetativer Begleitsymptomatik wie Übelkeit, Erbrechen.
Klassische Migräne: Zusätzlich Auraphänomen und Herdsymptome (neurologische Ausfälle).
Komplizierte Migräne: Auraphase länger als 30 Minuten; die neurologischen Ausfälle überdauern die Kopfschmerzphase.

Differentialdiagnose

Je nach Sitz, zeitlichem Verlauf, Häufigkeit und Auslöser kommen zahlreiche wichtige Differentialdiagnosen in Frage, die der neurologischen, internistischen oder ophthalmologischen Abklärung bedürfen: Trigeminusneuralgie, Cluster-Kopfschmerzen (Bing-Horton-Syndrom), Glaukomanfall, apoplektischer Insult, Tumoren, Meningitis, Enzephalitis.

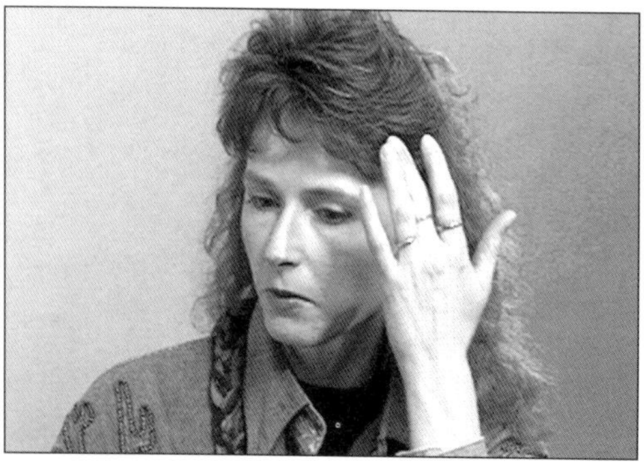

Patient YPSILON-Punkte

Patientenvorstellung

Die 32jährige Patientin litt seit ca. 16 Jahren an Migräne. Die Schmerzen begannen medial und kranial der Schulterblätter und zogen über den Nacken, seitlich am Kopf bis über die Augen (lateral, mit Druck hinter den Augen „als ob das Auge herausgedrückt würde") und in die Backenzähne. Die Schmerzcharakteristik war klopfend/drückend. Auslöser waren u.a. Wetterwechsel. Die Anfälle traten etwa zweimal pro Woche auf, dazwischen bestanden fast ständig Spannungskopfschmerzen.

Bauchdeckendiagnostik Patient

Bei der Bauchdeckendiagnostik besonders empfindlich waren:

- Leberzone
- 3 Erwärmer-Zone

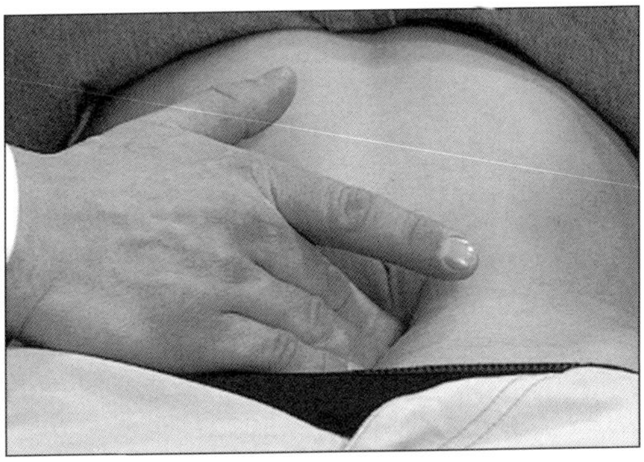

Bauchdeckendiagnostik Modell

- 1 Leberzone
- 2 3-Erwärmer-Zone

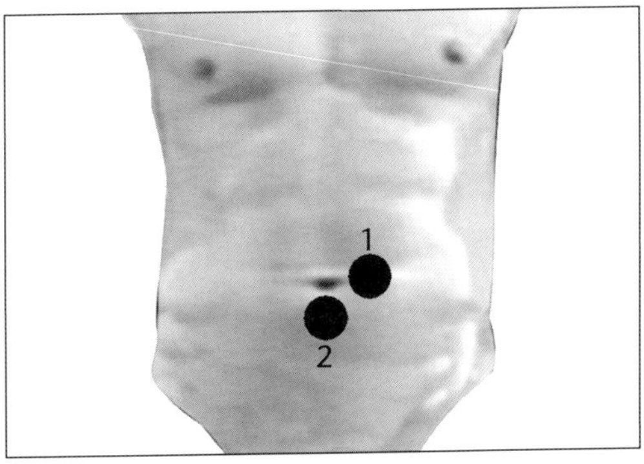

Gallenblasenmeridian

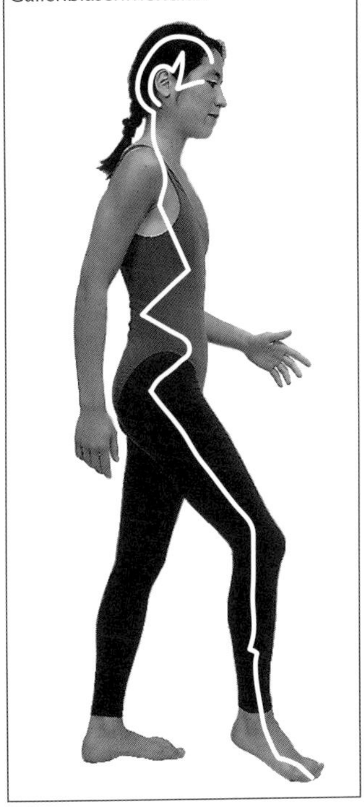

3-Erwärmermeridian

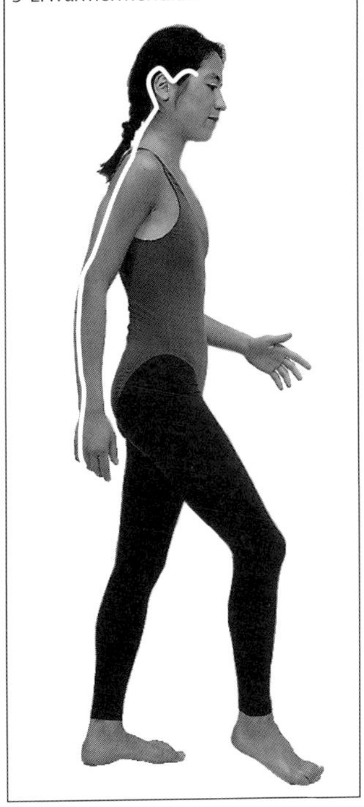

Lebermeridian

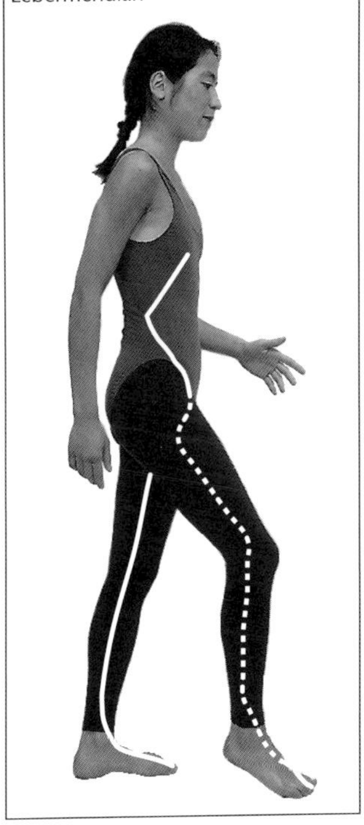

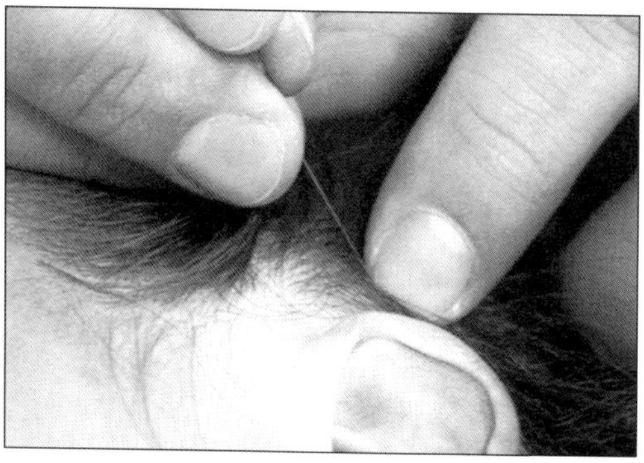

Punktübersicht Patient YPSILON-Punkte
Behandelt wurden folgende empfindliche Punkte:

- Frontaler Leberpunkt beidseits
- Frontaler 3 Erwärmer-Punkt beidseits

Nach der Punktion war nur noch die Leberzone ganz leicht druckempfindlich.

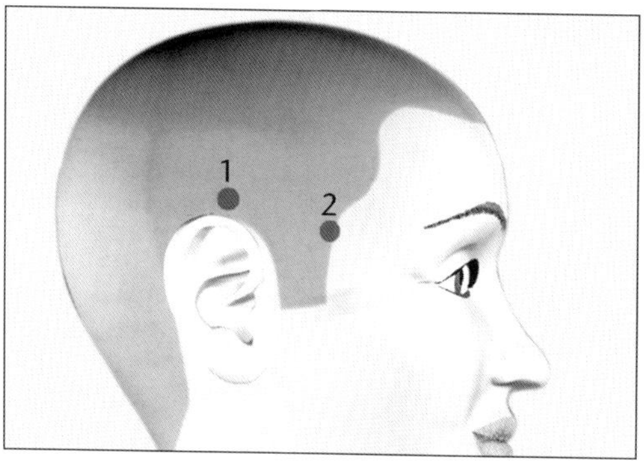

Punktübersicht Modell YPSILON-Punkte

- 1 Frontaler Leberpunkt beidseits
- 2 Frontaler 3 Erwärmer-Punkt beidseits

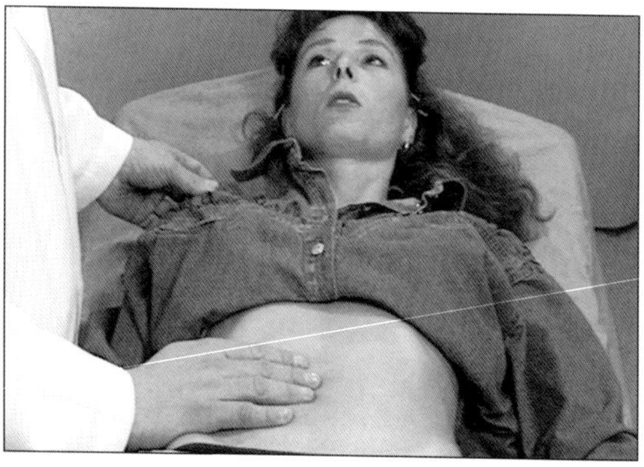

Behandlungsverlauf
Durch die Kombination von Schädel- und Körperakupunktur konnten Anfallshäufigkeit und -intensität und somit der Medikamentenbedarf erheblich reduziert werden.

Patient YPSILON-Punkte
(plus Halsdiagnostik)

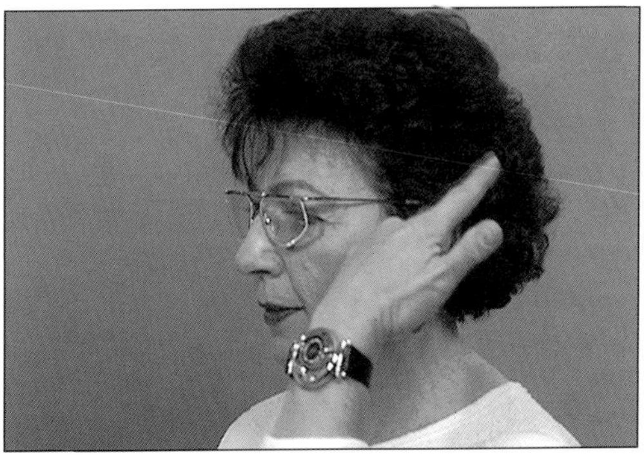

Patientenvorstellung

Die 52jährige Patientin litt seit fast 30 Jahren etwa 5 – 10mal im Monat an Migräneattacken mit unerträglichen, stechendpulsierenden Schmerzen im Verlauf des Blasenmeridians links, die jeweils bis zu 2 Tagen anhielten. Die Auslöser (z.B. Schokolade, Käse, Alkohol, Kälte, Streß) und Begleitsymptome (Übelkeit, Lichtscheu, Gefühlsstörungen) waren migränetypisch. Zusätzlich bestand ein HWS-/BWS-Syndrom.

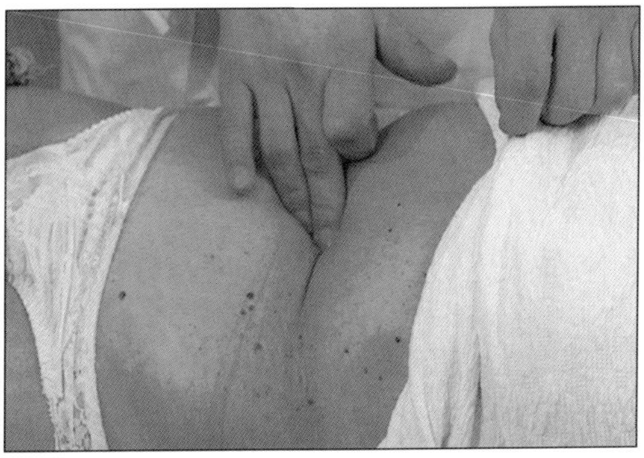

Bauchdeckendiagnostik Patient

Bei der Bauchdeckendiagnostik waren empfindlich:

- Magenzone
- Nierenzone links

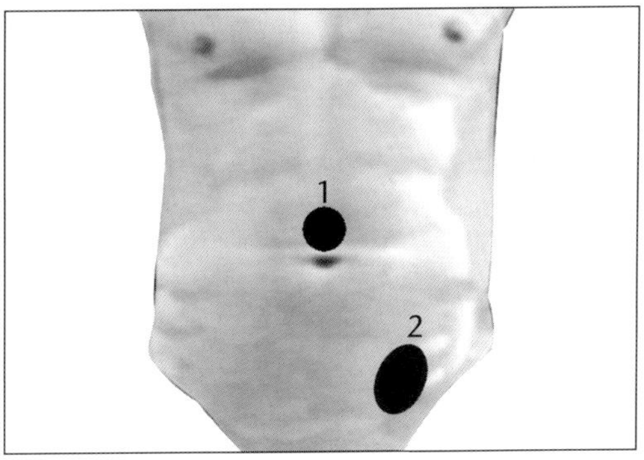

Bauchdeckendiagnostik Modell

- 1 Magenzone
- 2 Nierenzone links

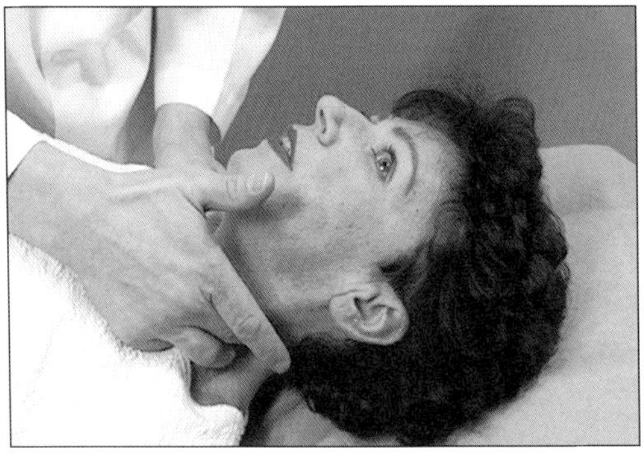

Halsdiagnostik Patient

Bei der Halsdiagnostik waren empfindlich:

- Magenzone
- Nierenzone

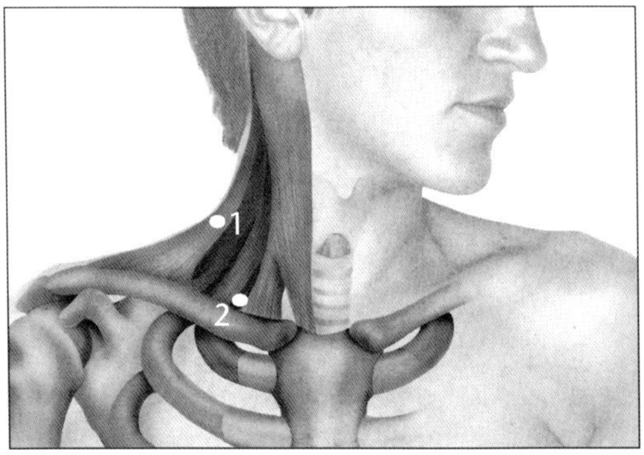

Halsdiagnostik Modell

- 1 Magenzone
- 2 Nierenzone

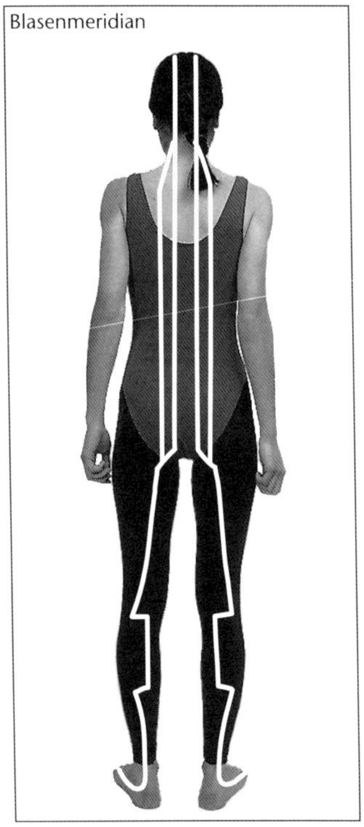

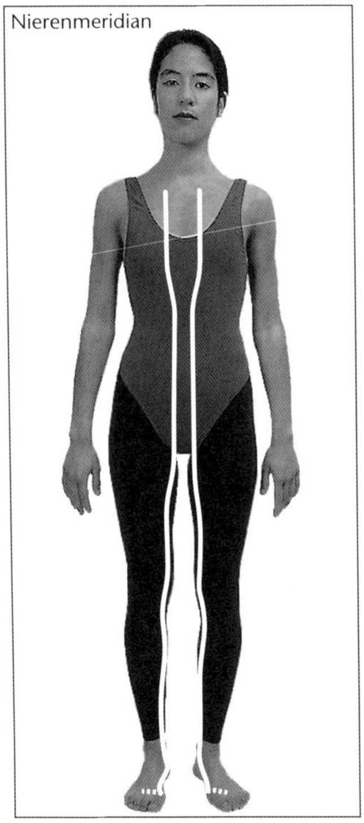

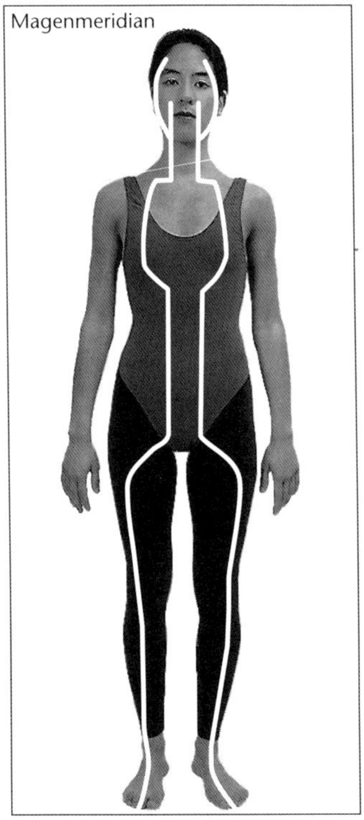

Punktübersicht Patient YPSILON-Punkte
Behandelt wurden folgende empfindliche Punkte:
- Frontaler Nierenpunkt links
- Frontaler Magenpunkt links

Nach der Punktion waren bei der Bauchdeckendiagnostik und der Halsdiagnostik beide Testzonen kaum noch druckempfindlich.

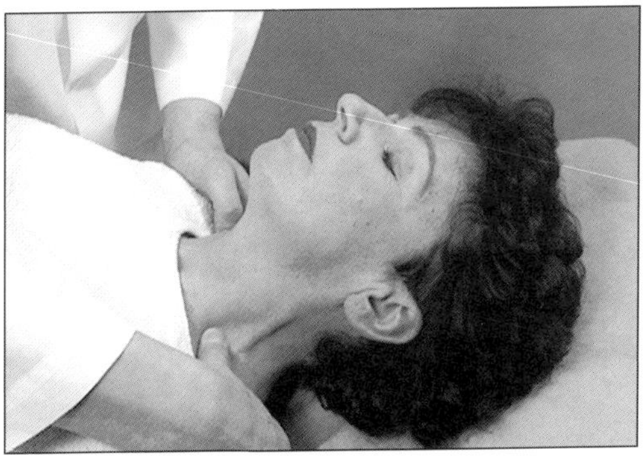

Punktübersicht Modell YPSILON-Punkte
- 1 Frontaler Nierenpunkt links
- 2 Frontaler Magenpunkt links

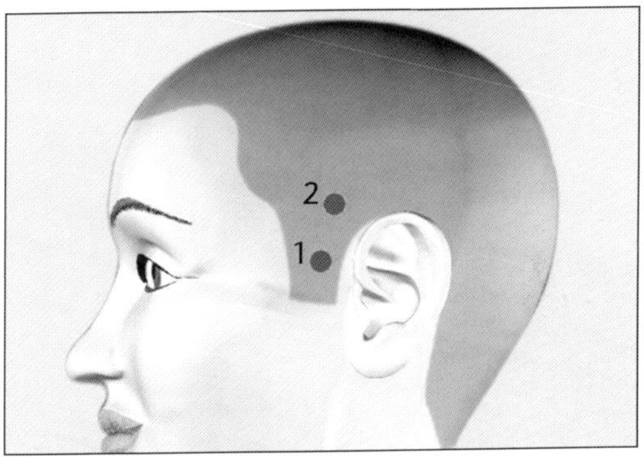

Behandlungsverlauf
Durch die Kombination von Schädel- und Körperakupunktur konnten Anfallshäufigkeit und -intensität und somit der Medikamentenbedarf erheblich reduziert werden. Migräneattacken traten nur noch etwa zweimal im Monat auf. Der akut bestehende Spannungskopfschmerz und die Schmerzverstärkung bei Anteflexion der HWS besserten sich unter der Schädelakupunktur sofort.

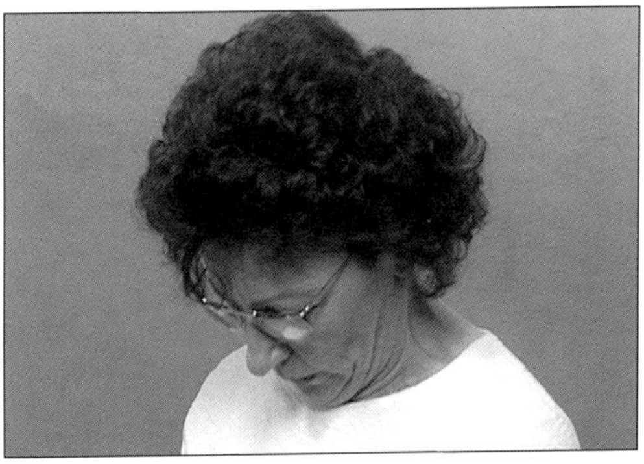

Körperakupunktur

Bei beginnendem Migräneanfall: Gb 39 oder Fernpunkte entsprechend der Meridianachsen:
Dünndarm – Blase (Tai Yang): Dü 3, Bl 60; Ni 3; ggf. bei Druckdolenz He 7, Bl 58.
3-Erwärmer – Gallenblase (Shao Yang): 3E 5, Gb 43, Le 3, ggf. bei Druckdolenz Ks(Pe) 7, Gb 37.
Dickdarm – Magen (Yang Ming): Di 4, Ma 44, MP 6; ggf. bei Druckdolenz Lu 9, MP 3, Ma 40.
Leber-Meridian (innerer Ast): bei Hypertonie Le 2; bei Hypotonie Le 3.
Zur Intervallbehandlung: Zusätzlich zu den Fernpunkten Nahpunkte der Meridianachsen entsprechend der „Vorne-hinten-" und „Oben-unten-Regel":
Dünndarm – Blase (Tai Yang): Bl 2, Bl 10, (Bl 8).
3-Erwärmer – Gallenblase (Shao Yang): Gb 3, Gb 20, (Ex 2 „Taiyang").
Dickdarm – Magen (Yang Ming): Di 20, Ma 8, (Ma 4).
Leber-Meridian (innerer Ast): LG 20, (Ex 6 „Sishencong").
Bei streng einseitig lokalisierter Migränesymptomatik hat sich die Nadelung von Lu 7 kontralateral bewährt. Desweiteren können modalitätsspezifische Punkte angewendet werden: bei Wetterfühligkeit (3E 15, Gb 20, Gb 41); Regelabhängigkeit (MP 6, Ma 36, Ni 3); Streßabhängigkeit (H 3, H 7, LG 20, Ma 36).

Ohrakupunktur
Organ- oder Korrespondenzpunkte: Stirn (33), Sonne (35), Polster (29).
Analgetisch bzw. antiphlogistisch wirkende Punkte: Polster (29), Shen Men (55), Analgesiepunkt, Thalamus (26a).
Vegetativ ausgleichende Punkte: Jérôme (29b), Vegetativum II (34), Punkt(e) im Bereich der vegetativen Rinne/HWS, Herz (100), Neurasthenie-Punkt, Frustrationspunkt, Anti-Aggression (PT 1), Angst-Sorge (PT 2), Anti-Depression (PT 3), Kummer-Freude (PT 4).
Modalitätsspezifische oder ergänzende Punkte: Wetterpunkt, Uterus (58), Ovar (Gonadotropin) (23), TSH-Punkt, Plexus solaris, Ganglion stellatum, Ganglion cervicale medius.

Ausleitende Verfahren
Schröpftherapie (trocken oder blutig) bei Muskelhartspann der Nacken- und Schultermuskulatur; Aderlaß; Ausleitung über die Nieren und die Leber (diuretische und entgiftende Therapie).

Neuraltherapie
Störfeldabklärung (Tonsillen, Nasennebenhöhlen, Zahnherde, -granulome, Narben); Ausschluß anderen Ursachen (z.B. Neuralgie der Nn. occipitales minor und major, vertebragene Ursachen); Dornenkranz nach Hopfer (horizontale Quaddelreihe um den größten Kopfumfang); Infiltration schmerzhafter Triggerpunkte im M. temporalis und M. trapezius, Injektion an den Frankenhäuser-Plexus und an die Schilddrüse.

Progressive Muskelrelaxation nach Jacobson
Bei allen Arten von Schmerz- und Verspannungszuständen sinnvoll einsetzbar. Durch systematische aktive Muskelanspannung mit nachfolgender bewußter Entspannung Einstellung eines Normotonus der gesamten Körpermuskulatur.

Andere Entspannungsverfahren
Körperwahrnehmungsschulung: Feldenkrais; Autogenes Training; Qi Gong.

Physikalische Therapiemaßnahmen
Bei akuten Schmerzzuständen: Massage (Ausstreichungen, Zirkelungen im Bereich der Kopf- und Nackenmuskulatur; Bindegewebsmassage); Manuelle Therapie bei Vorliegen von Blockierungen oder Hypomobilität, bei Hypermobilität der Zervikalsegmente stabilisierende Übungen; Hydrotherapie: Ansteigende Teilbäder, kalte Güsse; Wärmeapplikation (Heiße Rolle, Fango), milde Hyperthermie.

Symbioselenkung n. Herget
Wichtige Basistherapie bei Migräne und Kopfschmerzen. Vorher mikrobielle Diagnostik, ggf. antimykotische Therapie.
1. *Phase*: Reduzierung der pathogenen anaeroben Darmflora (Ozovit).
2. *Phase*: Aufbau eines physiologischen Dünndarmmilieus (Markalakt) und Anregung der exkretorischen Drüsen (Amara-Mischung, Hepaticum pascoe novo).
3. *Phase*: Mikrobiologische Therapie mit Substitution physiologischer Bakterienkulturen wie Lactobacillus bifidus, Acidophilus und E. coli.

Homöo-, Phytotherapie
Weidenrinde, Mädesüß, Secale cornutum, Minzöl (extern).
Präparate: Iris Spl. (Basismittel), Pascodolor, Dolor loges, Lymphdiaral Tr. (homöopathische Einzelmittel je nach Arzneimittelbild); akut: Juniperus Komplex-, Spasmo-, Sedativa Injektopas.

Interkostalneuralgie Postzosterneuralgie

Die Interkostalneuralgie bleibt häufig als Residuum einer mechanischen/traumatischen Irritation der thorakalen Nervenwurzeln im Bereich der Kostotransversalgelenke oder der paravertebralen Muskulatur bestehen (siehe auch BWS-Syndrom).
Die Postzosterneuralgie wird durch eine reaktivierte Infektion mit dem Varicella-Zoster-Virus hervorgerufen. Neben den Hirnnerven (N. ophtalmicus, N. oticus) sind am häufigsten einzelne Spinalganglien und -wurzeln mit ihrem segmentalen Versorgungsgebiet im thorakalen Bereich betroffen. Risikofaktoren sind Immunsuppression, hohes Lebensalter, Streß und vorangegangene Operationen.

Klinik

Nach einem Prodromalstadium mit Abgeschlagenheit, Fieber und Schwellungen der regionären Lymphknoten treten vesikuläre Effloreszenzen auf. Diese sind meist einseitig im Verlauf der Dermatome der betroffenen Spinalnerven lokalisiert. Im Vordergrund stehen heftige, schneidend-brennende Schmerzen. Diese Schmerzen können auch noch nach Abheilung der Effloreszenzen persistieren.

Patient BASIS-Punkte

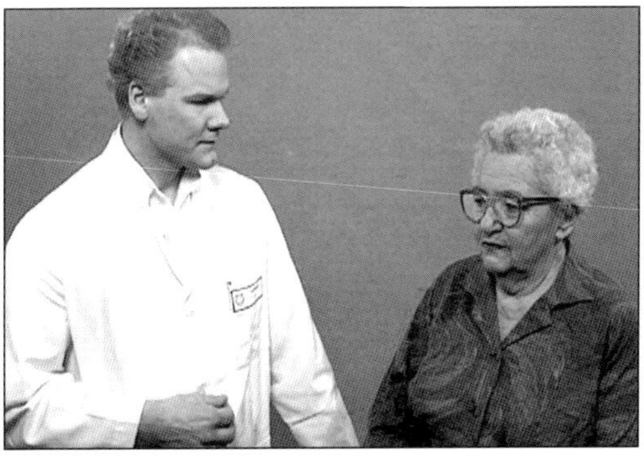

Patientenvorstellung

Bei dieser 72jährigen Patientin trat nach einer Gallenblasenoperation ein Herpes Zoster im Bereich Th9 rechts auf. Seit 6 Monaten bestanden mittelstarke brennende postzosterische Beschwerden im betroffenen Segment, die nur mäßig auf Analgetika ansprachen.

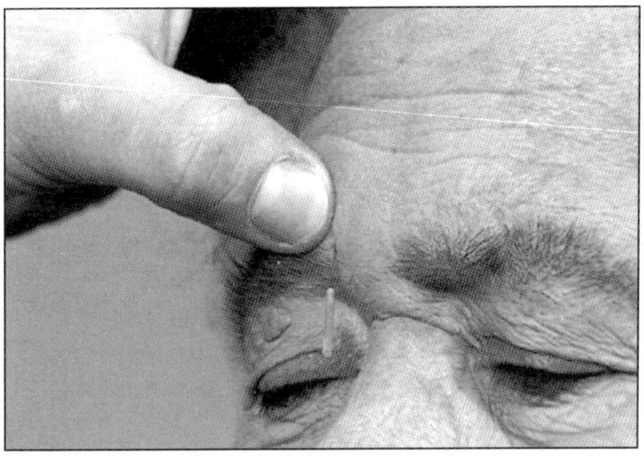

Punktübersicht Patient Basis-Punkte

Behandelt wurde folgender empfindlicher Punkt:

- Frontaler BASIS-Punkt E ipsilateral

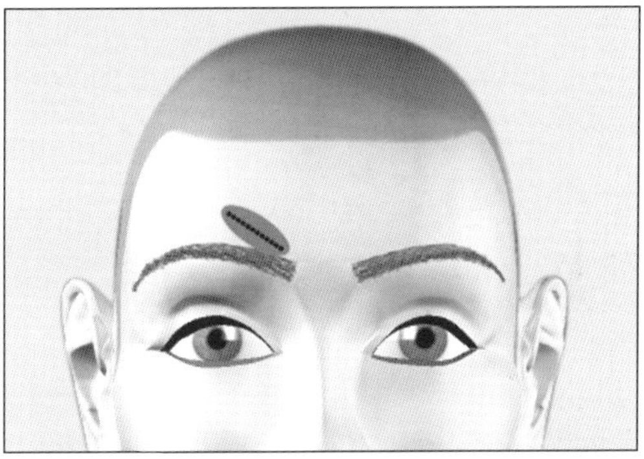

Punktübersicht Modell Basis-Punkte

- Frontaler BASIS-Punkt E ipsilateral

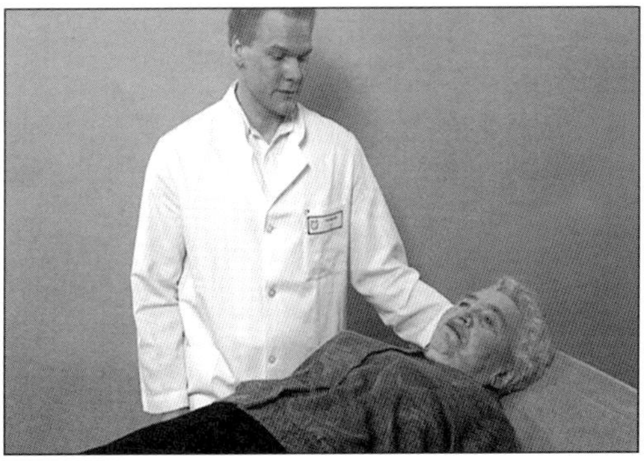

Behandlungsverlauf

Nach stationären schmerztherapeutischen Interventionen (u.a. Stellatumblockade und orale Analgetika) konnte bei der Patientin durch zehnmalige Schädelakupunkturbehandlung fast völlige Schmerzfreiheit ohne Analgetika erreicht werden.

Eigene Notizen

Körperakupunktur

Kombination von Shu-(Zustimmungs-)- und Mu-(Alarm-) Punkt entsprechend segmental. Umstechen des schmerzhaften Areals im Abstand von 3 – 4 cm.
Ableitende Punkte:
Dickdarm-Magen-Meridian (Yang Ming): Di 4, Di 6; Ma 36, Ma 40; Mi 6;
3-Erwärmer-Gallenblasen-Meridian (Shao Yang): 3E 5, 3E 6; Gb 34, Gb 40;
Dünndarm-Blasen-Meridian (Tai Yang): Dü 3, Dü 7; Bl 40, Bl 60.

Ohrakupunktur

Organ- oder Korrespondenzpunkte: Behandlungsstrahl in entsprechendem Segment.
Analgetisch bzw. antiphlogistisch wirkende Punkte: Analgesiepunkt, Shen Men (55), Thalamus (26), ACTH (13).
Vegetativ ausgleichende Punkte: Vegetativum I (51), Vegetativum II (34), Jérôme (29b), Herz (100), Vegetative Rinne Behandlungsstrahl.
Modalitätsspezifische oder ergänzende Punkte: Leber (97), Niere (95), Interferonpunkt.

Ausleitende Verfahren

Bei der Interkostalneuralgie haben sich die lokale, segmentale Anwendung des Baunscheidtverfahrens und die Applikation eines Cantharidenpflasters paravertebral bewährt.

Neuraltherapie

Die segmentalen Effloreszenzen können um- und unterspritzt werden. Keinesfalls direkt in die entzündeten Hautstellen einstechen. Interkostalblockaden, paravertebrale Blockaden, Sympathikusblockaden.

Eigenbluttherapie

Bei akuter Infektion Injektionen mit Traumeel und Engystol. 2/3 der Mischung i.v., 1/3 mit Eigenblut i.m. Die Injektionen werden zunächst am 1., 2., 3. und 5. Tag, danach 2x/Woche verabreicht. Hämatogene Oxidationstherapie (HOT).

Orthomolekulare Therapie

Höhere Dosen Redox-Injektopas, Vitamin C.

Homöo-, Phytotherapie

Seidelbast, Euphorbia-Saft, Johanniskraut, Zaunrübe, Wassernabel, Sonnenhut.
Präparate: Rhus toxicodendron Spl., Aconitum Spl., Dioscorea Spl., Esbericum, Esbericum forte, Vaccinium-, Variolinum Injgeel forte, Ranunculus Homaccord, Mezereum Homaccord; Legapas. Echinacea-Präparate zur Steigerung der Abwehrkräfte, z.B. Esberitox N.
Externa: Capsicainsalbe, ASS-Salbe, Lymphdiaralsalbe.

Weitere Anwendungen

Postlaminektomie-/ Postdiskotomiesyndrom

Laminektomie oder Diskotomie sind operative Eingriffe an der Wirbelsäule/den Bandscheiben, die bei einem Kaudasyndrom, persistierenden Lähmungen und bei chronischen Beschwerden, verursacht durch Kompression der nervalen Strukturen, durchgeführt werden. Bei bis zu 20 % der Patienten bestehen nach einem solchen Eingriff weiterhin Beschwerden, die sogar stärker als vor der Operation sein können. Diese Symptome, die unter anderem durch Verwachsungen, Instabilität oder (postischialgischen) Durchblutungsstörungen entstehen, werden als Postdiskotomie- bzw. Laminektomiesyndrom bezeichnet.

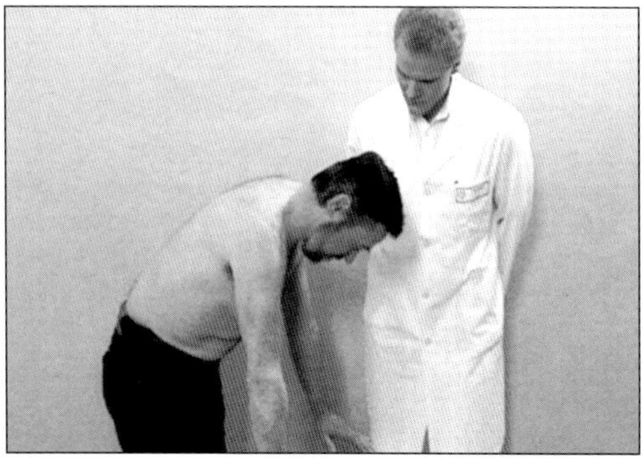

Patient YPSILON-Punkte

Patientenvorstellung

Der 52jährige Patient litt nach zweimaliger Bandscheiben-OP L5/S1 an chronischen Beschwerden der LWS mit belastungsabhängigen bis in beide Unterschenkel ausstrahlenden Schmerzen, links viel stärker als rechts. Weitere Diagnosen waren: Zervikalsyndrom, Zerviko-Zephalgie, Brachialgie und Omarthritis bds.

Bauchdeckendiagnostik Patient

Bei der Bauchdeckendiagnostik besonders empfindlich waren:

- Perikard-/Kreislaufzone
- Dünndarmzone
- Nierenzone beidseits, links > rechts

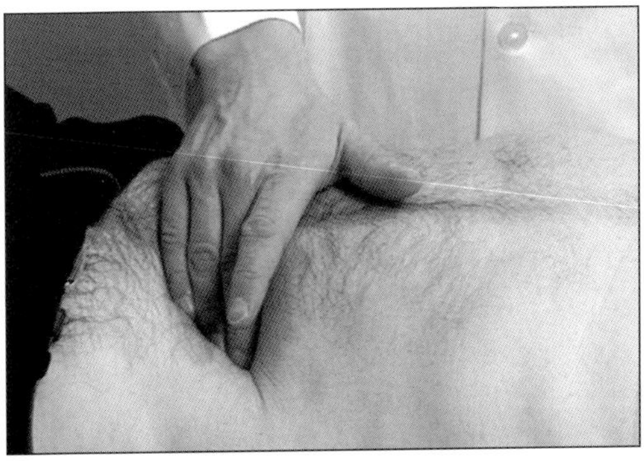

Bauchdeckendiagnostik Modell

- 1 Perikard-/Kreislaufzone
- 2 Dünndarmzone
- 3 Nierenzone beidseits

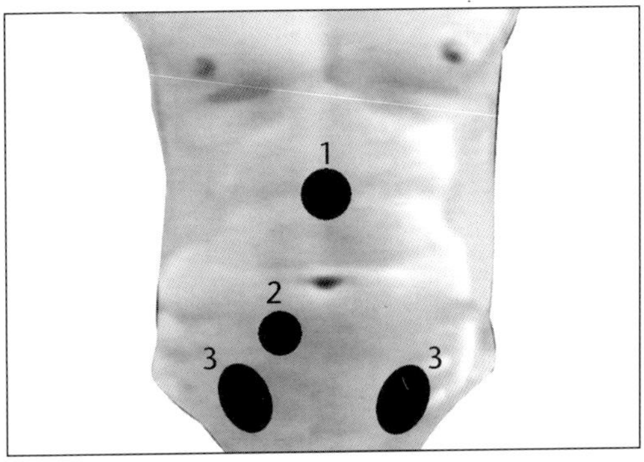

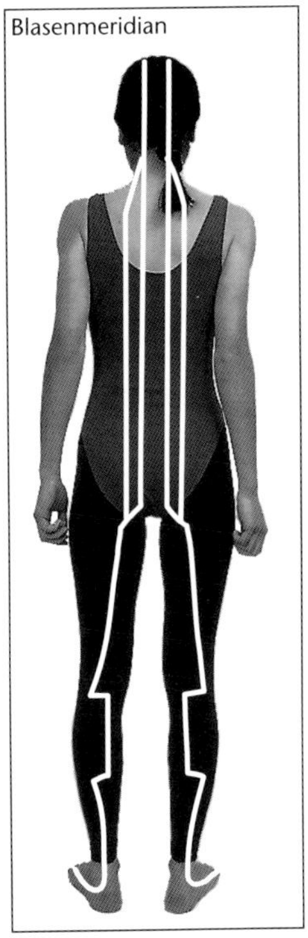

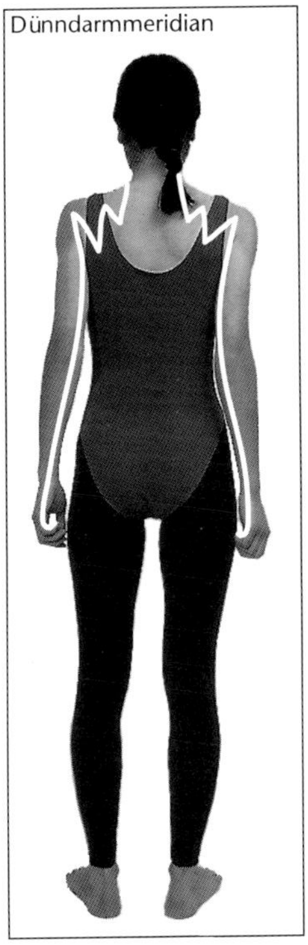

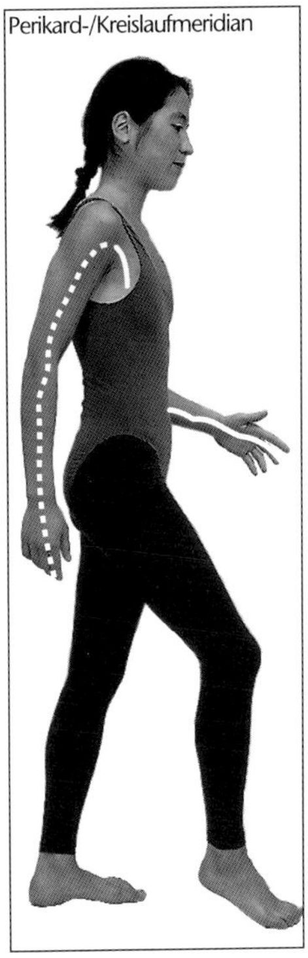

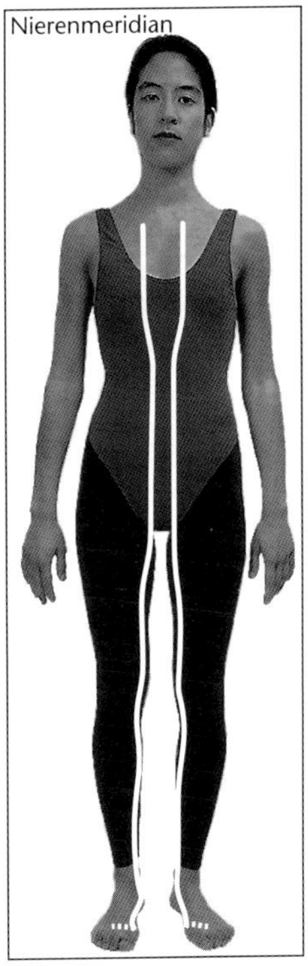

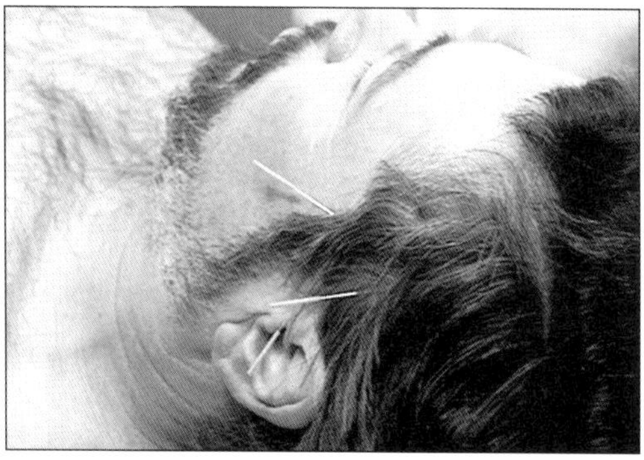

Punktübersicht Patient YPSILON-Punkte

Behandelt wurden folgende empfindliche Punkte:

- Frontaler Nierenpunkt beidseits
- Frontaler Dünndarmpunkt beidseits
- Frontaler Perikard-/Kreislaufpunkt beidseits

Nach der Punktion waren nur noch etwas empfindlich: Kreislaufzone, Dünndarmzone, Nierenzone links.

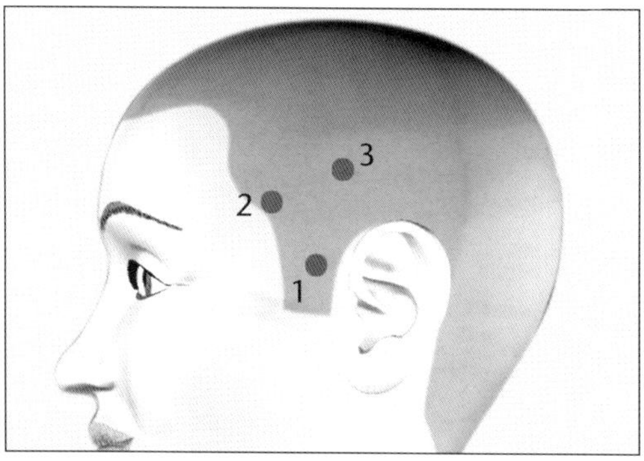

Punktübersicht Modell YPSILON-Punkte

- 1 Frontaler Nierepunkt beidseits
- 2 Frontaler Dünndarmpunkt beidseits
- 3 Frontaler Perikard-/Kreislaufpunkt beidseits

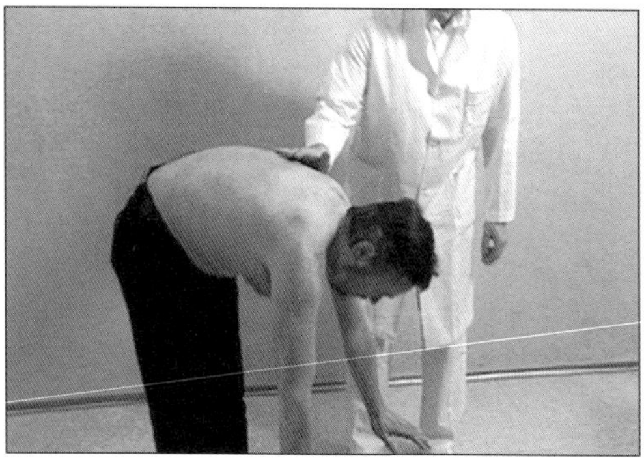

Behandlungsverlauf

Neben stationärer analgetischer Behandlung u.a. mit Kaudalanästhesie und Periduralkatheter wurde die Schädelakupunktur durchgeführt und bewirkte sofortige Beschwerdebesserung. Die wöchentliche Fortführung der Schädelakupunktur versprach einen langfristigen Erfolg.

Körperakupunktur

Bei akuten Beschwerden - Fernpunkte je nach Meridiandiagnostik: Dü 3, Dü 8; Di 4; 3E 5 (3E 10); Bl 40 (Mikroaderlaß), Ma 36; Gb 34; Ni 3; MP 6; Neupunkt 67; Handpunkt 1.
Bei chronischen Beschwerden - Nahpunkte je nach Meridiandiagnostik:
Posterior-Typ (Blase): Bl 23, Bl 25, Bl 27 – 31, Bl 36, Bl 40, Bl 58, Bl 60, Bl 62; Ni 3.
Lateralis-Typ (Gallenblase): Gb 30, Gb 31, Gb 34, Gb 37, Gb 38, Gb 41; Le 3, Le 8; MP 6.
Anterior-Typ (Magen): Ma 30, Ma 36, Ma 40; MP 6.
Aus dieser Auswahl werden die druckschmerzhaften Punkte behandelt. Die verschiedenen Typen können sich auch überlagern.

Ohrakupunktur

Organ- oder Korrespondenzpunkte: Ischiaszone (52), Behandlungsstrahl LWS.
Analgetisch bzw. antiphlogistisch wirkende Punkte: Shen Men (55), ACTH (13), Thalamus (26a), Analgesiepunkt.
Vegetativ ausgleichende Punkte: Vegetativum I (51), Punkt(e) im Bereich der vegetativen Rinne/LWS, Jérôme (29b);
Modalitätsspezifische oder ergänzende Punkte: Niere (95).

Ausleitende Verfahren

Schröpftherapie (trocken oder blutig) über der LWS- und ISG-Region; ggf. Cantharidenpflaster über intakter Haut.

Neuraltherapie

Vor der Therapie sorgfältige neurologische und orthopädische Untersuchung; Narbenunterspritzung; segmentale Quaddelung über der Lumbal- und Iliosakralregion; paravertebrale intramuskuläre Infiltration schmerzhafter Triggerpunkte; Injektionen an die Iliosakralgelenke; ggf. Wurzelblockaden.
Bei Durchblutungsstörungen lumbale Grenzstrangblockaden. Bei Rezidiven Störfeldsuche.

Progressive Muskelrelaxation nach Jacobson

Bei allen Arten von Schmerz- und Verspannungszuständen sinnvoll einsetzbar. Durch systematische aktive Muskelanspannung mit nachfolgender bewußter Entspannung Einstellung eines Normotonus der gesamten Körpermuskulatur.

Physikalische Therapiemaßnahmen

Akute Schmerzzustände: E-Therapie (Ultraschall, diadynamische Ströme, Interferenzstrom, paravertebrale Reizstromapplikation); Wärmeapplikation (Puzzlefango nach Brügger); Massage (detonisierende Griffe); Bindegewebsmassage; Manuelle Therapie: Schmerztraktion. Bei Instabilität stabilisierende Übungen. Vermittlung von rückengerechtem Verhalten in der Berufsumgebung und im Alltag.

Homöo-, Phytotherapie

Beinwellwurzel, Arnikablüten, Harpagophytum, Minzöl (extern), Fichtennadelöl (extern).
Präparate: Juniperus Spl., Berberis Spl., Doloteffin, Rheuma-Pasc Injektionslösung, Gnaphalium-Injektopas, Spondylose-, Vertebra-Cpl.-Injektionslösung, Hocura-Spondylose novo Salbe
- Neuralgie: Aconitum Spl. im Wechsel mit Dioscorea Spl.
- Neuritis: Gelsemium Spl. im Wechsel mit Dulcamara Spl., Dolo-Injektopas.

Posttraumatisches Ödem

Schmerzen verursacht durch Wundödeme beispielsweise nach chirurgischen Eingriffen oder Zahnextraktionen können symptomatisch, wirkungsvoll und einfach mit den BASIS-Punkten adjuvant behandelt werden.

Dadurch kann nach operativen Eingriffen der Analgetikabedarf vermindert und der Heilungsverlauf begünstigt werden.

Patient BASIS-Punkte

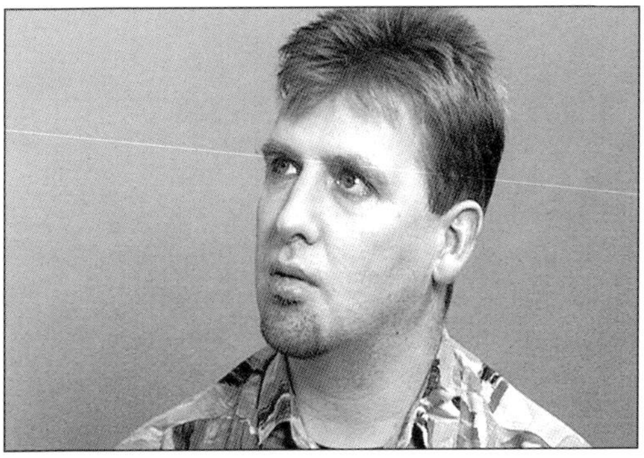

Patientenvorstellung

Der 36jährige Patient verspürte nach einem eine Woche zuvor vorgenommenen kieferchirurgischen Eingriff ein starkes Spannungsgefühl auf der Lippe und damit verbundene Schmerzen. Die erste Behandlung mit der Schädelakupunktur hatte ein sofortiges Nachlassen des Spannungsgefühls und der Schmerzen bewirkt.

Punktübersicht Patient Basis-Punkte

Behandelt wurde folgender empfindlicher Punkt:

- Frontaler BASIS-Punkt Mund beidseits

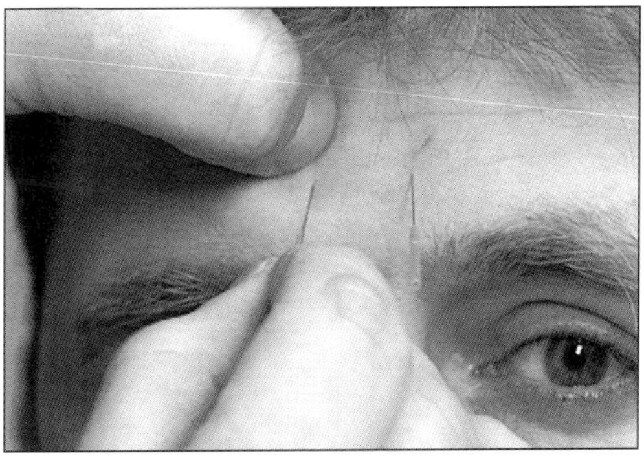

Punktübersicht Modell Basis-Punkte

- Frontaler BASIS-Punkt Mund beidseits

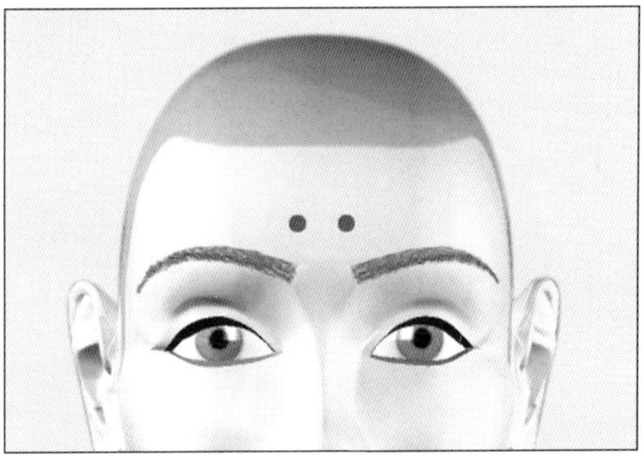

Behandlungsverlauf

20 Minuten nach Beginn der Behandlung verspürte der Patient ein Taubheitsgefühl im Lippenbereich und wiederum ein Nachlassen des Spannungsgefühls und der Schmerzen. Die Behandlung der akuten Beschwerden wurde 1 – 2 täglich bis zur Beschwerdefreiheit fortgeführt.

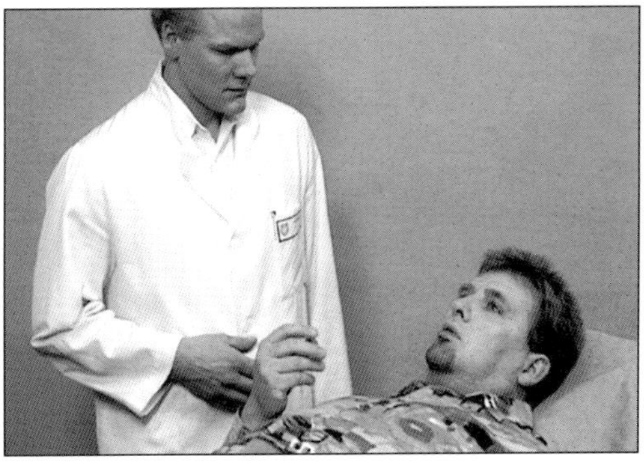

Eigene Notizen

Körperakupunktur

Allgemein analgetisch wirksame Punkte: Di 4, Ma 36, Gb 34, Le 3;
Fernpunkte: Schmerzhafte Lokalpunkte auf der kontralateralen Seite.
Lokale Punkte im Meridianverlauf, aber nicht unmittelbar im Wundgebiet.

Ohrakupunktur

Allgemein analgetisch bzw. antiphlogistisch wirkende Punkte: Shen Men (55), Thalamus (26a), Polster (29), Analgesiepunkt, ACTH (13).
Organ- oder Korrespondenzpunkte, evtl. in Kombination mit *vegetativ ausgleichenden Punkten*: z.B. Vegetativum I (51), Vegetativum II (34), Jérôme (29b), Herz (100).

Physikalische Therapiemaßnahmen

Bei ausgeprägten Wundödemen nach größeren chirurgischen Eingriffen an den Extremitäten: Lymphdrainage, Wärme-, Kälteapplikation, TENS, lokale Soft-Laserapplikation.

Orthomolekulare Therapie

Höhere Dosen Vitamin C peroral oder intravenös.

Homöo- und Phytotherapie

Arnikablüten, Beinwellwurzel, Johanniskraut, Ringelblume, Ananas.
Präparate: Symphytum Spl., Lymphdiaral, Venalot N Inj., Venalot depot, Phlogenzym, Traumeel.
Externa: Lymphdiaral Salbe, Kytta Salbe, Kytta Plasma.

Literaturverzeichnis

Augustin M, Schmiedel V: Praxisleitfaden Naturheilkunde. 2. Aufl. Jungjohann; Neckarsulm; (1994)

Busse E, Busse P: Akupunktur-Fibel. 4. Aufl. Richard Pflaum; München; (1975)

Chen Y, Deng L: Essentials of Contemporary Chinese Acupuncturists' clinical experiences. Foreign Languages Press; Beijing; (1989)

Elies M: Pragmatische Therapie der Außenkrankheiten. In: Pothmann R (Hrsg.): Akupunktur-Repetitorium. 2. Aufl. Hippokrates; Stuttgart; (1994)

Fintelmann V, Menßen HG, Siegers C-P: Phytotherapie Manual. Hippokrates; Stuttgart; (1989)

Gleditsch JM: Reflexzonen und Somatotopien. 3. Aufl. WBV Biologisch-Medizinische Verlagsges.; Schorndorf; (1988)

Herget HF: Neuro- und Phytotherapie schmerzhafter funktioneller Erkrankungen. Band I, 7. Aufl. Pascoe; Giessen; (1995)

Herget HF: Neuro- und Phytotherapie schmerzhafter funktioneller Erkrankungen. Band II, 5. Aufl. Pascoe; Giessen; (1995)

Kampik G: Propädeutik der Akupunktur. Hippokrates; Stuttgart; (1988)

Kolster B, Ebelt-Paprotny G: Leitfaden Physiotherapie. 2. Aufl. Jungjohann; Neckarsulm; (1996)

König G, Wancura I: Einführung in die chinesische Ohrakupunktur. 9. Aufl. Haug; Heidelberg; (1989)

König G, Wancura I: Praxis und Theorie der Neuen Chinesischen Akupunktur; Band III: Ohr-Akupunktur. Maudrich; Wien; (1987)

Lange G: Akupunktur der Ohrmuschel. 3. Aufl. WBV Biologisch-Medizinische Verlagsges.; Schorndorf; (1987)

Marić-Oehler W: Neue Schädelakupunktur nach Yamamoto/YNSA. In: Pothmann R (Hrsg.): Systematik der Schmerzakupunktur. Hippokrates; Stuttgart; (1996)

Marić-Oehler W, Ogal HP: Neue Schädelakupunktur nach Yamamoto (YNSA) I, Grundlagen und einfache Anwendungsbeispiele. (Videokassette); KVM; Marburg; (1996)

Marić-Oehler W, Ogal HP: Neue Schädelakupunktur nach Yamamoto (YNSA) III, Einführung in die Behandlung mit den YPSILON-Punkten. (Videokassette); KVM; Marburg; (1996)

Nogier PMF: Praktische Einführung in die Aurikulotherapie. Maisonneuve; Sainte-Ruffine; (1978)

Ogal HP: Ohrakupunktur I, Grundlagen und praktische Anwendungsgebiete der Ohrakupunktur. (Videokassette); KVM; Marburg; (1996)

Ogal HP: Ohrakupunktur II, Behandlungskonzepte bei häufigen Erkrankungen des Bewegungsapparates. (Videokassette); KVM; Marburg; (1996)

Ogal HP: Ohrakupunktur III, Behandlung von funktionellen Erkrankungen. (Videokassette); KVM; Marburg; (1996)

Ogal HP: Ohrakupunktur IV, Adjuvante Behandlungsmöglichkeiten bei Allergien, bei Sucht und bei psychischen Befindlichkeitstörungen. (Videokassette); KVM; Marburg; (1996)

Ogal HP: Schädelakupressur. In: Kolster B, Ebelt-Paprotny G (Hrsg.): Leitfaden Physiotherapie. 2. Aufl. Jungjohann; Neckarsulm; (1996)

Ogal HP, Elies M, Herget HF: Schmerzen des Bewegungsapparates. In: Pothmann R (Hrsg.): Systematik der Schmerzakupunktur. Hippokrates; Stuttgart; (1996)

Ogal HP, Kolster BC: Ohrakupunktur - Grundlagen, Praxis, Indikationen. KVM; Marburg; (1997)

Ogal HP, Kolster BC: Kompendium Ohrakupunktur - Der effektive Weg vom Punkt zum Behandlungskonzept. KVM ; Marburg; (1997)

Ogal HP, Maric-Oehler W: Neue Schädelakupunktur nach Yamamoto (YNSA) II, Behandlung von Erkrankungen des Bewegungsapparates mit den BASIS-Punkten. (Videokassette); KVM; Marburg; (1996)

Ogal HP, Marić-Oehler W: Neue Schädelakupunktur nach Yamamoto (YNSA) IV, Behandlung von Erkrankungen des Bewegungsapparates und funktionellen Störungen mit den YPSILON- und BASIS-Punkten. (Videokassette); KVM; Marburg; (1996)

Pascoe-Kompendium. Pascoe; Gießen; (1995)

Quan S: Applied Chinese Acupuncture for Clinical Practitioners. Science und Technology Press; Shandong; (1985)

Rauber, Kopsch (Begr.); Leonhardt H, Tillmann B, Töndury G, Zilles K (Hrsg.): Anatomie des Menschen, Bd. III. Thieme; Stuttgart; (1987)

Rubach A: Propädeutik der Ohrakupunktur. Hippokrates; Stuttgart; (1995)

Rüdinger H: Schmerzen bei inneren Erkrankungen. In: Pothmann R (Hrsg.): Systematik der Schmerzakupunktur. Hippokrates; Stuttgart; (1996)

Schirmohammadi R: Videoreihe der Neuraltherapie; Bd. 1-6. Pascoe; Giessen; (1995)

Schrecke BD, Wertsch GJ: Lehrbuch der modernen und klassischen Akupunktur. 9. Aufl. WBV Biologisch-Medizinische Verlagsges.; Schorndorf; (1989)

Tilscher H, Eder M: Infiltrationstherapie. 2. Aufl. Hippokrates; Stuttgart; (1991)

Wang XT, Li JL: An illustrated History of Acupuncture and Moxibustion. China Academy of Traditional Chinese Medicine; Beijing; (1987)

Weiß RF: Lehrbuch der Phytotherapie. 7. Aufl. Hippokrates; Stuttgart; (1991)

Yamamoto T: YNSA-YAMAMOTO NEW SCALP ACUPUNCTURE; Springer Japan Publishing Inc. (1997)

Yamamoto T, Marić-Oehler W: Yamamoto Neue Schädelakupunktur. Chun-Jo; Freiburg i.Br.; (1991)

Patienteninformation zur Akupunkturbehandlung

Sehr verehrte Patientin,
sehr verehrter Patient!
Wir möchten Ihnen gerne einige Informationen zur Akupunktur geben.

Was heißt eigentlich Akupunktur?

Dieser Begriff setzt sich aus zwei Worten zusammen: lat. **acus** = Nadeln und lat. **pungere, punctum** = stechen, und bedeutet: den Punkt stechen.

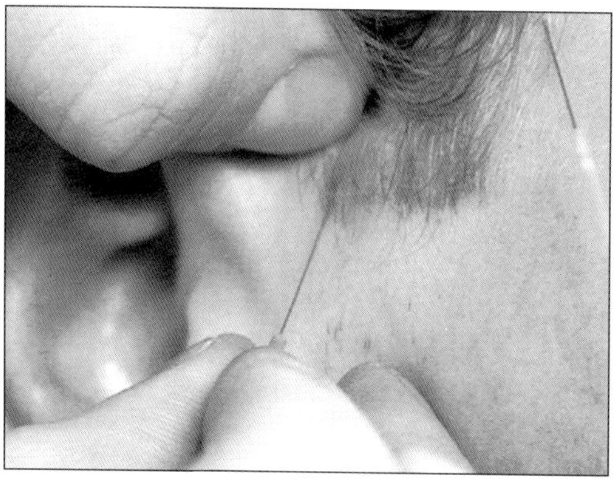

Damit wird eine alte aus China stammende Heilweise bezeichnet. Bei der Körperakupunktur werden ganz feine und dünne Nadeln an bestimmten Stellen des Körpers eingestochen. Die Auswahl dieser Stellen erfolgt durch den Therapeuten nach

- Vorherrschender Beschwerdesymptomatik
- Organzugehörigkeit
- Begleiterscheinungen

und weiteren Merkmalen aus dem Bereich der Traditionellen Chinesischen Medizin.

Wie wirkt Akupunktur?

Der Grundgedanke ist, daß bei einer Krankheit das Kräftegleichgewicht im Körper gestört ist. Die Traditionelle Chinesische Medizin beschreibt zwei gegensätzliche, aber sich ergänzende Kräfte, Yin und Yang. Diese beiden Kräfte stehen normalerweise in einem harmonischen Gleichgewicht. Eine Störung dieses Gleichgewichts zwischen Yin und Yang äußert sich gemäß der Chinesischen Medizin als Krankheit. Die Anwendung der Akupunktur führt zu einem Energieausgleich, zu einer Harmonisierung von Yin und Yang und somit zur Heilung. Durch diese Harmonisierung werden die Selbstheilungskräfte des Körpers angeregt.

Anwendungsgebiete

Zunächst muß ein Merksatz von Prof. Dr. med. Dr. med. dent. H. F. Herget vorangestellt werden.
Prinzipiell gilt: "Akupunktur heilt, was gestört ist. Akupunktur heilt nicht, was zerstört ist."
Die Akupunktur kann bei einer Vielzahl von Störungen alleine oder in Kombination mit anderen Therapieverfahren angewendet werden. Besonders gut lassen sich beispielsweise akute Schmerzsyndrome wie Rücken- und Kopfschmerzen behandeln.
Die Grenzen der Akupunktur liegen dort, wo bleibende Gewebeschäden bereits aufgetreten sind. So ist Akupunktur nicht bei bösartigen Erkrankungen als Heilverfahren geeignet. Aber auch bei lebensbedrohlichen Erkrankungen und schweren Infekten wird die Akupunktur nicht angewendet. Bei Schwangerschaft ist besondere Vorsicht bei der Anwendung der Akupunktur geboten.

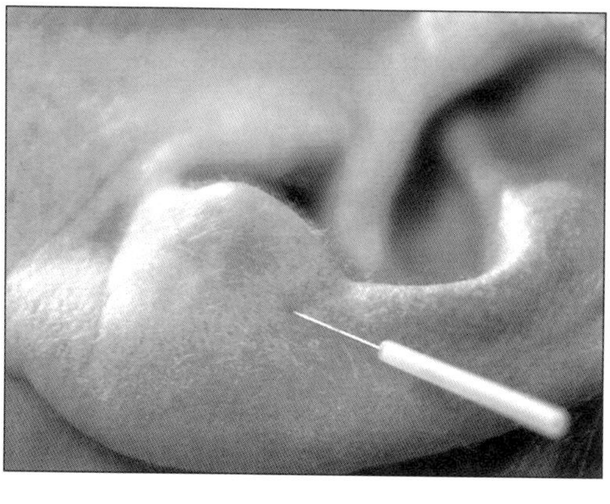

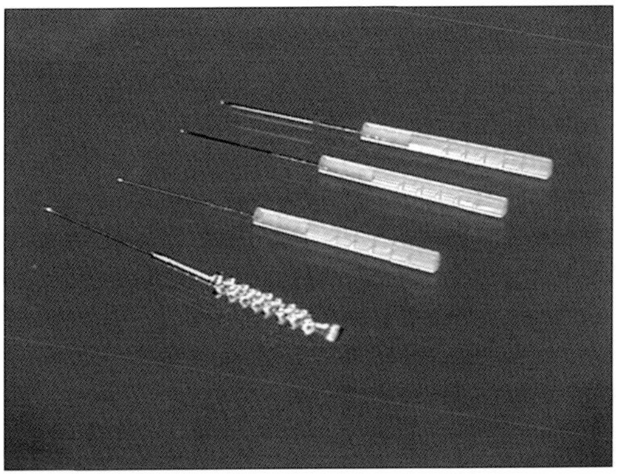

Mögliche Nebenwirkungen

Akupunktur ist eine sehr wirkungsvolle Therapie, die auf den Körper auch überschießend reagieren kann. Zum einen kann es beim Einstich der Nadel ein elektrisierendes Gefühl geben. Dieses Gefühl wird auch Nadelsensation genannt und zeigt, daß der Punkt richtig getroffen wurde. (Aber auch ohne diese Nadelsensation kann der Punkt natürlich richtig getroffen sein.)
Weiterhin können gelegentliche Kreislaufreaktionen wie Schwindel, Müdigkeit oder Kollaps auftreten. Diese sogenannten vegetativen Reaktionen können durch sorgfältiges Auswählen der Punkte und der Stimulation der Nadeln sowie durch Ruhezeit nach der Akupunktur vermieden oder behandelt werden.
Auch kann eine sogenannte Erstverschlimmerung der Beschwerdesymptomatik auftreten. Diese klingt aber nach kurzer Zeit wieder ab. Eine Erstverschlimmerung deutet auf einen richtigen therapeutischen Ansatz (Anschlag der Therapie) hin.
Eine Infektion ist theoretisch denkbar, jedoch äußerst selten. Vorbeugend wirken hier die vorangehende gründliche Desinfektion und die Verwendung von sterilen, wenig verletzenden Einmalnadeln.
Sie sollten auch unmittelbar vor und drei bis vier Stunden nach der Behandlung keine anstrengenden Tätigkeiten oder Sportarten durchführen.

Es gibt weiterhin einige Sonderformen der Akupunktur, für die das Obengesagte ebenso gilt.

Ohrakupunktur

Bei der Ohrakupunktur werden empfindliche Punkte auf der Ohrmuschel genadelt. Die Ohrakupunktur kann entweder alleine oder mit der Körperakupunktur, bzw. der Schädelakupunktur kombiniert werden.

Schädelakupunktur

Bei der Schädelakupunktur werden empfindliche Punkte am Kopf genadelt. Auch diese Akupunktur kann alleine oder in Kombination mit anderen Akupunkturformen angewendet werden.

Index

Index

Audiovisuelle Begleitmedien

Abrufkarte

Fax 06421 • 98 20 93 Tel. 06421 • 98 20 90

KVM
Dr. Kolster und Co.
Produktions- und Verlags-GmbH
Ernst-Lemmer-Str. 56
35041 Marburg

Absender

Ja, hiermit bestelle ich:

Anzahl	Titel	Preise inkl. MwSt.
	Neue Schädelakupunktur nach Yamamoto (YNSA) I Grundlagen und einfache Anwendungsbeispiele Marić-Oehler, Walburg; Ogal, Hans P. unter Mitarbeit von Dr. T. Yamamoto	VHS 79,-
	Neue Schädelakupunktur nach Yamamoto (YNSA) II Behandlung von Erkrankungen des Bewegungsapparates mit den BASIS-Punkten Ogal, Hans P.; Marić-Oehler, Walburg unter Mitarbeit von Dr. T. Yamamoto	VHS 79,-
	Neue Schädelakupunktur nach Yamamoto (YNSA) III Einführung in die Behandlung mit den YPSILON-Punkten Marić-Oehler, Walburg; Ogal, Hans P. unter Mitarbeit von Dr. T. Yamamoto	VHS 79,-
	Neue Schädelakupunktur nach Yamamoto (YNSA) IV Behandlung von Erkrankungen des Bewegungsapparates und funktionellen Störungen mit den YPSILON- und BASIS-Punkten Ogal, Hans P.; Marić-Oehler, Walburg unter Mitarbeit von Dr. T. Yamamoto	VHS 79,-
	Neue Schädelakupunktur nach Yamamoto (YNSA) CD-ROM Grundlagen - Praxis - Indikationen Hans P. Ogal; Bernard C. Kolster	CD-ROM 95,-
	Senden Sie mir bitte weitere Informationen zu Ihrem Verlagsprogramm.	

Datum, Stempel, Unterschrift

Liefer- und Zahlungsbedingungen

Der Versand erfolgt entweder

- per Nachnahme (zzgl. Nachnahmegebühr, zzgl. DM 6.- Versandkostenanteil) oder
- Vorauskasse (entsprechend ausgestellter EC oder VR, zzgl. DM 6.- Versandkostenanteil).

Bei Bestellungen über DM 300.- entfallen die Versandkosten. Die Lieferung erfolgt binnen 5 Werktagen.